비만 · 스트레스 · 만성피로 물리치기

손가락 요가

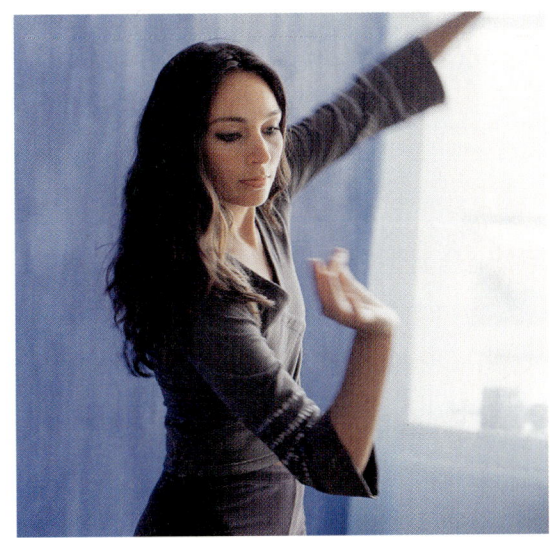

예신

차 례

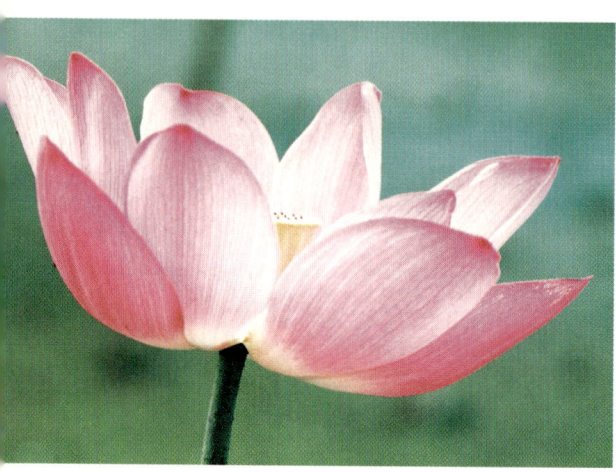

명상은
무드라의 치료 효과를
높여 준다.

5 무드라를 통해 건강하고
   균형 있는 삶을

6 무드라의 기원
8 무드라 요가란 무엇인가?
12 경락(메리디안; Meridiane)
    - 기가 흐르는 길
13 차크라
15 질병과 건강, 정신 신체 의학
20 무드라 명상
23 일상생활에서의 무드라
24 무드라 입문

31 무드라를 이용한 질병 치료

32 공격성

35 무기력함
37 식욕 부진
39 관절증
40 기관지 천식
43 호흡기 질환
45 복통과 더부룩함
46 방광 질환
48 혈 압
51 기관지 질환
53 장 질환
56 우울증
58 해 독
61 감 기
62 담낭 질환
65 성(性) 질환
68 치 질
69 피부 질환
71 심장 질환
75 면역성 감퇴
78 불 안
80 두 통
84 간 질환
87 위장 질환

91 신경 질환

95 신장 질환

99 귀 질환과 귀울림

101 류머티즘 질환

104 배통(背痛)

108 수면 장애

110 인후성 질환

112 발작적 어지럼증

114 전두동(前頭洞)

　　- 상악동(上顎洞)염

117 스트레스

119 메스꺼움

120 건강 증진

120 나만의 무드라 만들기

122 어린이 무드라

123 일상생활에서의 무드라 프로그램

127 몸 속을 정화시키는 요가 - 다우티

128 기도 정화

131 소화기관 정화

137 호흡은 생명력이다 - 프라나야마

142 무드라의 종류와 특성

144 관련 자료

146 글쓴이

148 찾아보기

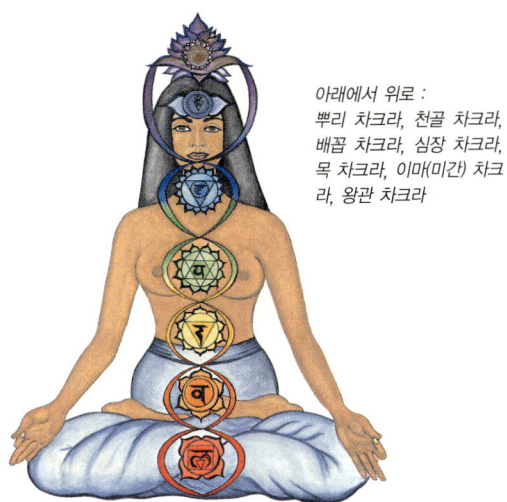

아래에서 위로 :
뿌리 차크라, 천골 차크라, 배꼽 차크라, 심장 차크라, 목 차크라, 이마(미간) 차크라, 왕관 차크라

무드라를 통해 건강하고 균형 있는 삶을

무드라는 오랜 전통을 갖고 있는 요가로 건강 증진을 위해 현대에도 유용하게 이용할 수 있다.

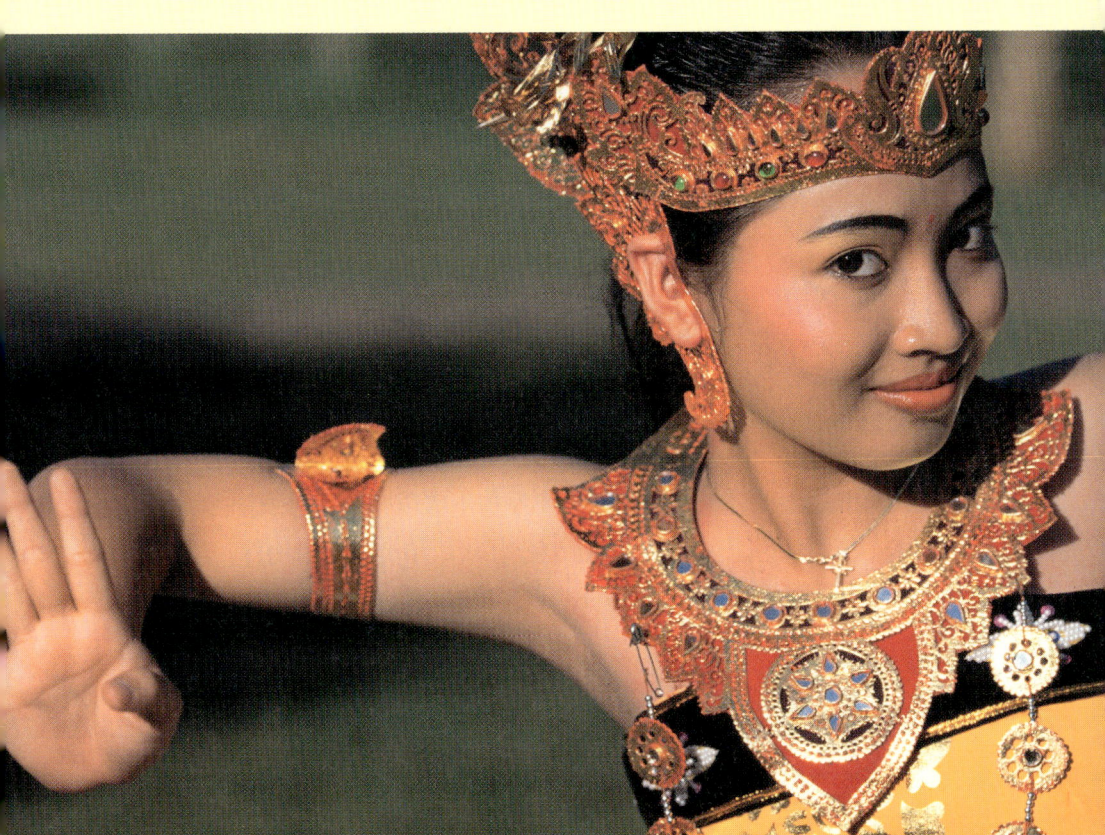

무드라란 무엇이며 그 기원은 어디일까? 무드라라는 말은 원래 인(印) 혹은 비법(mysterium)을 뜻하는데, 요가에서는 일반적으로 손의 위치나 자세를 말한다. 손의 위치나 자세에는 인간의 특정한 의식 상태가 표현되어 있다. 그 반대로 명상을 하며 무드라를 수행하듯, 규칙적으로 무드라를 수행하면서 우리 몸 전체에 조화를 만들어 주는 의식 상태를 불러일으킬 수도 있다.

따라서 전통적 방식을 이용하여 무드라의 효과를 우리 의식 속에 불어넣어 주는 것 또한 손가락을 일정한 방식으로 서로 엇갈리거나 구부리고, 혹은 펴 줌으로써 실제로 손의 에너지를 변화시킬 수 있는 정도의 효과를 낼 수 있다.

> **알고 있었나요?**
>
> 인도에서 중요하게 여겨지는 신들로 비슈누(Vishnu), 시바(Siva), 그리고 브라마(Brahma)가 있는데, 우리가 명상할 때 대표적으로 취하는 몸 자세와 무드라에는 이 세 신의 모습이 들어 있다.

무드라의 기원

손과 손가락의 자세와 수행은 아시아뿐만 아니라 세계 각 지역의 여러 문화에서 발견할 수 있기 때문에 무드라가 진정 어디서 시작되었는지는 분명하게 알려져 있지 않다. 인도 무드라에는 아주 오랜 종교적 전통이 있다. 어떤 신들은 그 손의 자세를 통해서만 알아볼 수 있기 때문에 일반적으로 신을 인식하는 데 있어서 신이 취하고 있는 몸 자세 외에도 무드라가 아주 중요한 특성으로 여겨진다.

인도에서는 약 5000년 전부터 사원춤(temple dance)이 행해져 온 사실이 유적들을 통해 밝혀졌다. 학자들은 이 사원춤의 뿌리가 종교적

축제에서 행해지는 모방춤(mimic dance)에 있다고 본다.

신의 모습 표현

무드라는 눈과 손가락의 움직임을 통해 정신이나 감정 상태를 표현하며, 동시에 그 움직임이 상징하는 신이 갖고 있는 힘과 능력을 보여준다. 또한 이 자세는 신자들이 자신의 기도 대상으로 삼고 있는 신이 진정으로 자신의 편에 서 있는지의 여부를 말해 주기도 한다.

사람 몸에서의 아주 미세한 떨림조차 정확하게 인식할 수 있던 원시 민족들이 각기 자기들만의 특유한 치료술을 발견했던 사실은 상상하기 어려운 일이 아니다.

하지만 이미 오래 전부터 종족 이동(예를 들어 아시아에서 북아메리카로)이 있었고, 이 종족 이동을 통해 치료술에 대해 잘 알고 있던 사람들이 함께 움직여 감으로써 그들의 치료술 또한 이동되었으며, 새로운 삶의 터전에서 후대로 계속 전해졌다.

> **알고 있었나요?**
> 인도의 사원춤과 같은 영혼춤에서 볼 수 있는 손동작이나 몸동작, 눈동작에서 역사상 신들이 자기 힘을 인간에게 어떻게 발휘해 왔는가에 대한 설명을 찾아볼 수 있다.

무드라는 모든 종교에서 종교적 행위를 구성하는 주요 요소였다. 기독교인들은 기도를 할 때에 두 손을 가슴 높이로 들어올려(아트만잘리 무드라) 마주 댄다. 또 어떤 종교에서는 두 손을 하늘 높이 들어 올려 신을 부르기도 하고, 또 다른 종교에서는 악령을 물리치기 위해 손뼉을 치기도 한다.

무드라 중에서 몇몇 무드라는 무의식적인 우리 몸의 활동을 의식의 세계로 끌어들일 수 있게 해 주며, 이를 통해 자신의 몸을 스스로 조절, 통제할 수 있게 해 준다. 즉, 우리 몸에서 생명과 관련된 아주 중요한 에너지인 프라나(Prana)를 인식하게 함으로써 자신의 질병 치료뿐만 아니라 다른 사람들의 질병 치료에도 이용할 수 있게 한다.

요가인들이 단지 물과 프라나를 통해서 영양 섭취를 하는 것은 이미 잘 알려져 있다. 그리고 이것은 이미 학문적으로 증명된 사실이다. "빛의 섭취"라는 것도 바로 이와 관련되어 있다. 무드라가 정신적인 영역에서 비롯되는 것이기는 하지만 우리 몸과 심리에 모두 긍정적인 영향을 준다는 것은 분명한 사실이다.

인도에서 중요하게 숭상되는 세 신

- 브라마(Brahma)는 창조의 신이다. 브라마는 이 땅의 모든 생물들을 창조했을 뿐만 아니라 생물들의 삶이 조화롭게 잘 이루어지도록 주관한다. 브라마 신은 또한 요가가 기초로 삼고 있는 지침들을 만든 신이기도 하다.
- 시바(Siva)는 파괴의 신이다. 생물들의 생명과 그 영혼을 앗아간다. 시바는 사원춤을 만들어낸 신으로 전해지는데, 춤을 통해 인간을 세속의 사슬로부터 해방시키려 했기 때문이라고 한다.
- 비슈누(Vishnu)는 균형의 신이며, 생명 유지와 그 질서를 관장하는 신이다.

무드라 요가란 무엇인가?

요가는 인도에서 시작되어 5000년 이상의 역사를 갖고 있는데, 그 수행 모습을 나타내는 그림이 처음 그려진 것은 약 2500년 전의 일이다.

요가는 크게 두 가지로 나뉜다. 그 하나는 하타(Hatha) 요가로 몸의 자세(아사나, Asanas)를 수행하며, 다른 하나는 명상 요가로 여기에는 여러 가지 종류가 있다.

요가는 몸과 정신, 영혼을 하나로 만들고, 쿤달리니(Kundalini) 요가에서처럼 우리 몸 안에 있는 쿤달리니 에너지를 일깨워 척추 맨 아랫부분으로부터 정수리 중심까지 상승시키면서 우주의 에너지와 통일시키는 것을 중심 목표로 삼는다. 요가는 곧 몸과 정신을 의식적으로 발달시키는 운동이라 할 수 있다.

요가에는 다양한 무드라가 있어 제각기 다른 손 자세를 하고 있는데, 췬 무드라(Chin Mudra)나 아판 무드라(Apan Mudra)를 예로 들어 볼 수 있다. 이 무드라가 아사나(몸 운동)나 프라나야마(호흡)보다 더 효과적이라고 주장하는 사람들도 종종 있다.

건강 증진

요가를 수행하면 건강한 몸을 유지하는 데 여러 가지로 큰 도움이 된다. 요가는 여러 가지 선(腺) 호르몬 중에서 꼭 필요한 종류의 호르몬을 조절하고, 호르몬 양을 만들어내는 기능을 맡은 내분비선의 작용을 조절한다.

그런데 우리 몸에서 만들어지는 호르몬은 몸뿐만 아니라 심리에도 여러 가지 영향을 미친다. 갱년기에 접어든 여성이나 갑상선을 앓고 있는 사람들에게 호르몬이 부족할 경우, 정신적 혹은 심리적 안정에 미치는 영향은 아주 심각하게 나타난다. 예를

> **알고 있었나요?**
> 일반적으로 요가라 할 때에는 편안하고 균형 잡힌, 그리고 안정된 몸동작을 의미하는 아사나 요가를 말한다.

들어 호르몬 생성 기능이 제대로 이루어지지 못하면 우울증이나 일과성 열감, 불안 증세뿐만 아니라 기억력 장애나 정신 착란 증상이 나타날 수 있다. 골다공증에서부터 신체 기관 기능의 이상에 이르기까지 신체적인 고통은 정신적 고통만큼이나 아주 다양하다.

이 책에 소개되고 있는 요가는 아주 간단하게 수행할 수 있으며, 시간과 공간을 많이 필요로 하지 않는다. 이 책에서는 미니 요가라 할 수 있는 무드라를 중심으로 다루어 볼 것이다.

무드라는 주로 손을 이용한 요가이다. 손에는 발과 마찬가지로 몸의 각 부분에 해당되는 반사 영역이 고루 퍼져 있어, 각 영역은 몸과 신체 기관의 특정한 부분에 대해 반응한다. 손을 부드럽게 누르며 마사지해 줌으로써 두통이나 등의 통증을 줄일 수 있으며, 신체 기관의 기능을 원활하

> **알고 있었나요?**
>
> 무드라는 손을 이용해 손쉽게 할 수 있는 요가로, 그 효과가 아주 뛰어나다.

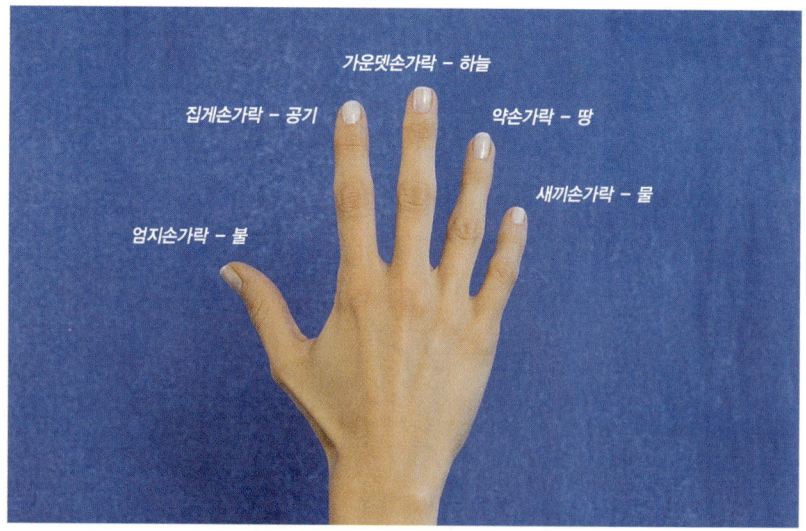

인도의 아유르베다(Ayurveda) 전통 의학에서는 각 손가락에 다양한 우주 원소가 주어져 있다고 여긴다. 따라서 어떤 손가락을 움직이느냐에 따라 우주 원소가 강화되기도 하고 약화되기도 한다.

게 해 줄 수 있는 것도 이런 이유에서이다. 또한 손을 이용한 마사지를 통해 긴장을 풀 수 있고, 몸은 보다 편안해진다.

삶의 이해

인도의 아유르베다 전통 의학에서는 손 에너지에 특별한 의미를 부여한다. 아유르베다는 4000년이 훨씬 넘는 이전에 생겨난 전통 의학으로, "삶에 대한 이해"라는 뜻을 갖는다.

원래 이 전통 의학에서 발견된 지식(지혜)은 수천 년이 지나면서 사라졌지만, 오늘날 중국의 침술이 이 아유르베다의 기본 가르침에 기원을 두고 있음을 알 수 있다.

인도 사람들은 중국 사람들과 마찬가지로 질병이란 몸의 에너지 흐름에 이상이 생겨 나타나는 것이며, 의식을 통해서도 질병이 생긴다는 것을 잘 알고 있었다.

따라서 의식이 조화를 이루고 몸 에너지 흐름이 다시 자연스럽게 균형을 이루게 되면 질병도 치료된다고 생각하였다. 아유르베다 전통 의학에서는 또한 중국 의학에서와 같은 원소론을 찾아볼 수 있다.

인도의 치료사이자 무드라 연구가인 케샤브 데브는 각 손가락에 해당되는 우주의 원소가 엄지손가락으로 어떻게 만져주느냐에 따라 더욱 강해지기도 하고 혹은 약해지기도 한다는 사실을 발견했다. 예를 들어 엄지손가락으로 새끼손가락 끝을 만져주면 수분이 부족할 경우 몸 전체에 다시 수분이 잘 흐르게 된다.

아유르베다에 따르면 엄지손가락은 불, 집게손가락은 공기, 가운뎃손가락은 하늘, 약손가락은 땅, 새끼손가락은 물이라는 우주 에너지 원소에 해당된다.

경락(메리디안 ; Meridiane) – 기가 흐르는 길

중국 전통 의학에 따른 우주의 원소는 우리 몸에서 경락의 흐름에 따라 정해진다. 경락이란 몸에서 에너지가 흐르는 길, 즉 생명력인 기가 흐르는 길이다. 손의 경락은 신체 내부 기관과 연관되어 있는데, 몸의 기관과 마찬가지로 양과 음으로 나뉘며, 그 시작점과 끝점이 손가락에 자리잡고 있다.

- 폐경락(엄지손가락/음) – 쇠
- 대장경락(집게손가락/양) – 쇠
- 심낭경락(가운뎃손가락/음) – 불
- 3층가열경락(약손가락/양) – 불
- 소장경락(새끼손가락/양)–불

막힌 기를 뚫어 다시 흐르게 한다

이 두 경락 중에 양(陽)경락은 머리에서 서로 만나며, 음(陰)경락은 배에서 만난다. 피와 기는 폐경락에서 시작하여 일정하게 정해진 음-양의 길을 따라 온 몸을 타고 흐른다.

따라서 경락 중 음경락에 이상이 생기면 이것이 다른 모든 경락에 영향을 미치는데, 다시 말하면 그와 연관된 신체 기관에도 영향을 미친다는 뜻이다. 무드라 요가는 막힌 기를 다시 풀어 주는 역할을 한다. 따라서 손 요가는 신체 기관에 피와 에너지가 잘 흐를 수 있도록 도와주는 것이다. 몸에 생긴 장애를 없애줌으로써 우리 몸에 건강함이 살아나게 된다.

차크라(Chakra)

명상이나 통증 치료에 이용되는 무드라는 차크라라 불리는 우리 몸의 에너지 중심에 영향을 미친다.

가장 널리 알려진 정신과 관련된 무드라로는 기안 무드라(Gyan Mudra, 이해의 자세), 아트만잘리 무드라(Atmanjali Mudra, 기도의 자세), 디아니 무드라(Dhyani Mudra, 침잠의 자세)가 있다.

에너지 중심

차크라는 우리 몸의 에너지가 흐르는 길을 서로 연결시켜 주는 일종의 에너지 연결 지점이라고 할 수 있는 곳이다. 현대인의 생활은 너무 복잡하고 바쁘기 때문에 몸의 에너지가 균형을 이루며 이용되지 못하고, 따라서 몸이 불균형한 상태로 떨어지기가 쉬운데 이는 에너지의 중심인 차크라가 불균형 상태에 있다는 의미이다.

수많은 차크라 중 어떤 것들은 너무 많이 이용되는 데 반해 또 어떤 차크라는 억압되고 활동이 억제된다. 이에 따라 몸의 에너지 흐름 또한 점점 방해를 받고, 그 결과 질병이 생긴다.

중국 사람들은 벌써 수천 년 전에 이러한 사실을 알아내어 이 원리를 침술에 잘 이용함으로써 차크라에서 에너지가 균형 있게 흐르도록 하는 방법을 알고 있었다.

> **알고 있었나요?**
>
> 중국 철학에서는 존재하는 모든 것들에 서로 반대되는, 그리고 서로 부조하는 원칙, 즉 음과 양이 있다고 여긴다. 음은 부드럽고 지속적이며 또한 어두운 속성이다. 반면에 양은 강하고 빠르고 밝은 속성으로 이해된다. 이 두 속성, 즉 음과 양이 균형을 이루어야 몸이 건강할 수 있다.

주(主)·부(副) 에너지 중심

우리 몸에 있는 일곱 개의 주 차크라는 내분비선의 위치에 자리 잡고 있으며, 척추를 따라 흐르는 에너지 길과 연결되어 있다. 그리고 부 차크라는 오금과 손바닥, 발바닥에 있다.

무드라 수행을 통해 차크라에 대한, 그리고 차크라가 원시 물질(원시 에너지)적으로 필요로 하는 것들에 대한 감각을 발달시킬 수 있다.

> **알고 있었나요?**
> 무드라는 차크라 기능을 촉진시키고 우리 몸의 생명력인 기가 조화를 이룰 수 있도록 만들어 준다.

먼저 세 가지 차크라를 잘 알고 나서 이 차크라를 균형 있게 기능하도록 만든다면, 다음에는 나머지 상급 차크라를 다룰 수 있다.

무드라 요가에서는 손가락마다 해당되는 차크라가 있어 손가락 요가 수행을 통해 우리 몸의 에너지 중심을 자극시킬 수 있다. 가장 널리 알려진 각 손가락에 해당되는 차크라는 다음과 같이 분류된다.

- 엄지손가락 – 태양총(叢)
- 집게손가락 – 심장 차크라
- 가운뎃손가락 – 목 차크라
- 약손가락 – 뿌리 차크라
- 새끼손가락 – 천골(薦骨) 차크라

에너지 중심인 차크라 기능의 균형이 파괴되면 내분비선에 나쁜 영향이 미치고, 이는 질병을 일으키게 되는데, 무드라를 수행하여 이 차크라 기능을 촉진시킬 수 있다.

질병과 건강, 정신 신체 의학

오늘날에는 건강에 대한 책임 의식이 현대 의학 때문에 오히려 크게 약화되고 있다. 거의 모든 종류의 감각 이상에 대해 수많은 의약품이 있어 무엇이든 쉽게 복용할 수 있기 때문이다.

하지만 우리가 몸을 보다 의식적으로 보살피면 이상이 생길 때마다 약을 처방할 필요가 없다. 이것은 우리 몸이 오히려 자가 치료력에 의해 보호되기를 원하기 때문이다.

몸과 정신은 하나

우리는 몸에 이상이 생길 때마다 곧바로 약을 사용하기 때문에 몸이 우리에게 전달하려는 메시지를 이해할 수 없으며, 몸의 이상을 좋은

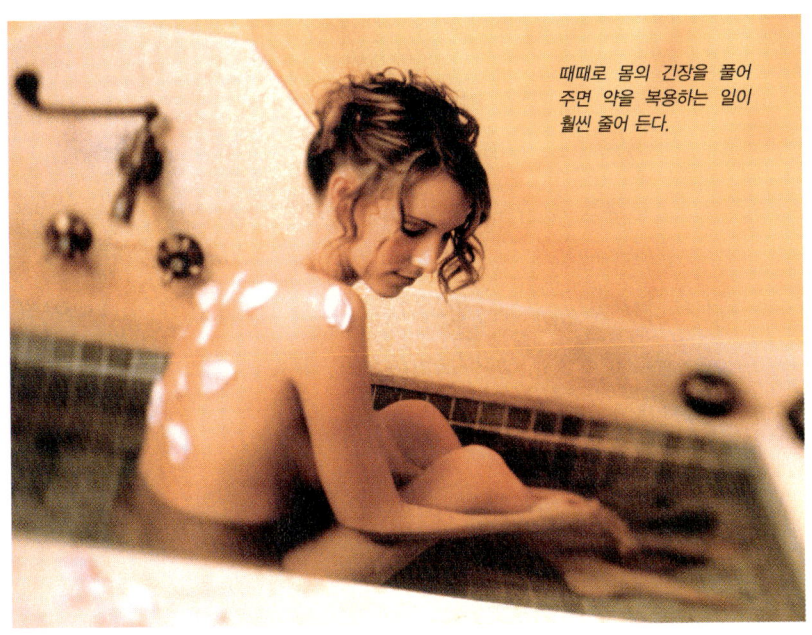

때때로 몸의 긴장을 풀어 주면 약을 복용하는 일이 훨씬 줄어 든다.

방향으로 유도할 수도 없고, 또 스스로의 책임도 느낄 수 없게 된다. 또한 약 때문에 발생할 수 있는 몸의 이상 증후군(부작용)이 분명히 드러나지 않고, 따라서 몸의 이상을 정확하게 인식할 수 없게 된다. 약 때문에 몸이 우리에게 전달하고자 하는 내용이 애매해지는 것이다.

따라서 그것이 직업에서 오는 스트레스이든, 가정에서 일어나는 문제이든, 혹은 이혼한 부모의 복잡하고 다양한 문제이든, 그런 것들이 우리 몸과 정신, 영혼에 강한 반응을 불러일으킨다는 사실을 일단 이해하기만 한다면, 새로운 의식으로의 첫걸음을 내디뎠다고 할 수 있다.

> **알고 있었나요?**
> 현대 생활은 바쁘기 그지없다. 생각하고 여유를 가질 시간이 거의 없다. 하던 일에서 눈을 돌리고 하루를 그저 하루로 바라보면서 내면의 에너지를 충전시키고 건강을 지키도록 하자.

우리는 종종 몸과 정신을 따로 떨어진 별개의 것으로 이해하는데, 사실 이 두 가지는 우리가 존재하는 데 동시에 필요한 것이다. 우리는 이 두 가지가 통일되어 하나로 존재하는 것을 보지 못하고 있다. 예를 들어, 우리는 위가 아프면 곧바로 약을 먹기만 할 뿐 왜 통증이 생겼는지 그 이유를 묻지 않는다.

위가 편하지 않을 때 우리는 "위가 무겁다"고 표현한다. 바로 이 표현 자체에서 위가 받는 통증의 원인을 찾아볼 수 있다.

조금만 생각해 보면 우리는 몸에 부담을 주는 상태 혹은 상황을 쉽게 인식할 수 있다. 그리고 일단 그러한 상황을 고려하고 분석하면 대개 몸이 받는 고통은 사라지게 된다.

몸이 우리에게 전하는 메시지

우리가 갖고 있는 걱정이나 긴장, 화는 몸을 통해 드러나는데, 복잡하고 바쁜 일상생활 때문에 미처 그것을 느끼지 못하는 때가 자주 있다. 감지하였다 하더라도 몸이 주는 작은 신호들은 쉽게 잊혀지고 만다.

그 뿐만이 아니다. 이상 신호들이 쌓이고 쌓여 통증이 커지더라도 우리는 견딜만할 때까지 견디면서 이상 신호를 무시하고 만다. 그렇게 견딜만한 상황에 의존하다가 결국 병을 키우는 것이다. 그렇게 병이 커지면 의사를 찾아가 마치 기계를 수선해 달라고 하듯 우리 몸의 통증을 없애 달라고 부탁한다.

요즘의 의학 용어에서도 이런 사실을 분명하게 볼 수 있다. 건강 검진이라는 말이 바로 그것인데, 마치 자동차 검사소에서 지정해 놓은 것과 같은 목록을 쫓아 우리 몸의 모든 기능을 살펴보는 것이다. 그 뿐만 아니라 정기적으로 이 건강 검진을 받으면 의료 보험에서 보너스 점수를 받기도 한다. 통일된 전체인 우리 몸은 도대체 어디로 사라져 버린 것일까?

이상이 생긴 몸 기관 하나를 '고치고' 나면 또 다른 종류의 새로운 이상이 나타나지는 않는가?

이런 현상은 우리 몸이 스스로 필요로 하는 것이 무엇인지를 우리에게 전달하기 위해 특수한 방법을 사용하고 있다는 사실을 말해 주는 것은 아닐까?

> *알고 있었나요?*
>
> 피부의 반응을 약으로 처치함으로써 나중에 기관지 천식을 유발할 수 있다는 사실이 알레르기 연구에서 밝혀졌다. 이 말은 정신이 자기 주인에게 말을 하고 싶고, 또 주인의 관심을 끌고 싶을 때 몸을 통해 강하게 자기 표현을 한다는 의미이다.

어떤 태도를 취할 것인가

몸에 병이 생기면 그 원인을 알아내기 위해 무엇보다 자기 내면의 상태나 생각, 그리고 느낌을 잘 점검하는 것이 중요하다. 그 동안 지녀 왔던 사고 방식이나 행동 방식에 고착되어 있으면 우리의 몸 또한 굳어지게 마련이다. 몸 근육이 뻣뻣해지고 자세에 이상이 생기게 된다.

척추 자세와 내면의 자세가 서로 긴밀하게 연관되어 있다는 것은 다른 무엇보다 분명히 알 수 있는 사실이다. 문제가 쌓여 있는 길을 돌아가거나, 혹은 저항이 적은 길을 선택해 살아가면 어깨가 모나지 않고 둥글다.

반면, 살아가면서 몸에 너무 많은 부하를 받으면 어깨가 앞으로 굽고 통증이 찾아온다. 천골이 뻣뻣하거나 무릎에 통증이 생기는 것은 몸이 유연하지 않기 때문이다.

또한 자신이 보기 싫어하는 것이 무엇인지 발견해 내면 근시나 원시를 치료할 수 있다. 살아가면서 멀리 떨어져 있는 사물들을 보지 않으려고 하거나, 혹은 먼 곳만 바라보려 하고 가까이 있는 것을 간과함으로써 근시나 원시가 만들어지기도 한다.

몸이 경직되면 그에 따라 정신도 경직된다. 신체 혹은 정신적 반응의 일정한 형식에 갇혀 버리면 한 반응이 또 다른 반응을 일으키는 순환을 거듭하여 신체적 건강뿐 아니라 정신적 건강 또한 지탱할 수 없게 된다.

건강이란 무엇인가?

질병이 우리 몸 어딘가에 이상이 생겼다는 사실, 즉 우리의 정신이 몸이라는 매개체를 통해 생활에서 무엇인가를 변화시켜야 한다는 중요한 메시지를 우리에게 전달하는 방법이라면, 건강이란 그 반대를 의미할 것이다. 다시 말하면, 정신이 우리에게 주고자 하는 메시지인 그 어떤 증상이 없는 상태를 건강이라고 할 수 있을 것이다. 정말 이러한 상태에 도달하기 위해 노력을 쏟아야만 할 가치가 있는 것일까?

만약 그것이 진실이라면, 우리로 하여금 무엇인가 배울 기회를 찾도록 촉구하는 증상이 나타나지 않을 경우에도 삶을 풍성하게 만들고 확장시킬 수 있도록 우리의 정신을 키워 나갈 방법이 있는 것일까?

어린 아이들이 질병을 거치면서 한 단계씩 더욱 발달해 나가는 사실은 모든 부모들이 이미 잘 알고 있다. 중병을 한번 앓고 난 사람들은 병을 통해 오히려 삶에서 새로운 의미를 찾게 되었다고 하며, 많은 것들을 완전히 새롭게 보게 되었다고 한다.

> **알고 있었나요?**
> 병이란 우리 몸에 나쁜 해를 끼치고 파괴하기 위해 외부에서 침입하는 적이 아니라, 오히려 자신을 발달시키고 성숙시키는 기회를 의미한다.

이와 같이 병은 무엇인가를 새롭게 성취하는 계기가 될 수 있다. 말하자면 낡은 이상이나 시대에 뒤진 사고에서 벗어나 개인의 역동적인 발전에 상응하는 새로운 것들에 접근하는 계기가 될 수 있다. 움직이는 것이야말로 삶이며, 정체는 죽음이나 다름없다.

생각의 힘

미국의 한 분자생물학자에 의해 생각의 힘이 세포 사이에서 작용하는 신경전달물질조차 변화시킬 수 있다는 사실이 밝혀졌다. 부정적인 생각은 일정한 몸 기관에 피가 흐르는 것을 막고 영양소가 전달되는 것을 방해한다. 따라서 부정적인 생각이나 그로부터 생기는 부정적인 감정을 잘 처리하고 해결하면 우리의 몸 기관 또한 정상으로 돌아올 수 있고 치료될 수 있다.

그렇다면 이러한 사실과 무드라 사이에는 어떤 관계가 있을까? 무드라는 우리가 삶에서 원하는 것들을 달성하도록 도와 준다.

> **무드라는 요가에서 추구하는 중요한 목표를 달성하게 해 준다**
> - 병이나 통증을 없애 준다.
> - 몸에서 일어나는 생리 과정을 조절한다.
> - 활력을 주고 수명을 길게 한다.
> - 건강 상태를 확실하게 유지시켜 준다.
> - 감정적, 정신적 균형 상태를 유지시켜 준다.
> - 바람직한 사회적 태도를 길러 준다.

무드라 명상

무드라는 명상에 아주 잘 응용될 수 있다. 동양의 부처상이나 사원춤을 보면 무드라가 특정한 종류의 침잠이나 몰입에 아주 중요한 역할을 하고 있음을 알 수 있다.

그러나 이 책의 맨 앞에서 얘기했듯이, 무드라 대부분이 손으로 하는 훈련이기는 하지만 몸 전체로 하는 훈련도 부분적으로 포함되어 있다. 무드라는 사원춤이나 명상에서 의도하는 것과 마찬가지로 내면으로 향하는 자세를 가질 수 있도록 이끌어 주는 것을 목표로 한다.

> **알고 있었나요?**
> 요가를 수행하기 전에 수행에 중요한 환경을 먼저 준비해야 한다 ; 따뜻하고 공기가 잘 통하는 장소에서 편안한 옷을 입고, 전화나 초인종은 꺼 두어 방해받지 않도록 한다. 이렇게 준비를 해 두면 긴장이 보다 잘 풀릴 수 있다.

따라서 무드라를 수행하면 원시 물질(원시 에너지)적인 우리 몸의 생명력(프라나)을 분명히 인식할 수 있게 된다.

간단한 긴장 풀기

카르타리 무드라

편안한 자세(등을 바닥에 대고 누워 긴장을 풀며, 두 팔은 힘을 빼고 손바닥이 위를 향하게 하여 양 옆으로 놓는다)를 취하는 것도 일종의 무드라로, 이를 카르타리(Kartari) 무드라라 부르는데, 이 무드라 수행을 통해 자율 신경 체계를 회복시킬 수 있다.

- 카르타리 자세를 취하고 배로 깊게 숨을 쉰다. 숨을 배로 들이 쉬었다 내쉰 다음, 다시 가슴으로 숨을 들이쉰다. 이때 몸이 아주 가벼워진다고 상상하고, 다음에는 숨을 내쉬면서 몸으로부터 무거운 것을 모두 밖으로 내보낸다고 생각한다.

- 이 훈련은 여러 가지로 변형하여 할 수 있는데, 무드라를 함께 할 수도 있다. 손을 배 위에 올려놓은 다음 긴장 풀기 무드라(117쪽 참조)를 카르타리 무드라와 함께 훈련한다.

몰입 상태로 들어가기

몰입 상태로 들어가기 위해서는 한두 가지 무드라를 함께 수행하면 좋다.

- 카르타리 무드라 자세를 취하거나 혹은 편안하게 소파에 앉는다. 이때 발바닥이 모두 바닥에 닿아야 한다. 손으로 긴장을 풀어주거나 혹은 무거운 몸을 가볍게 해 주는 무드라를 수행한다.

- 호흡에 정신을 집중하는데, 호흡을 의식하면서 조용히 배로 숨을 쉰다. 이때 배가 오르내리는 것을 잘 살펴보면서 호흡이 조용히, 그리고 규칙적으로 몸 전체로 흐르게 한다. 호흡이 자신의 내부로 깊

> **알고 있었나요?**
> 몰입 상태에서의 편안한 느낌을 예상보다 더 오래 몸으로 느낄 수도 있다.

숙이, 발끝까지 이르도록 한다. 그리고 자신의 무의식이 호흡을 어떻게 이끄는지 관찰하고, 호흡이 몸의 어느 기관으로 특별히 많이 흐르는지 살펴보도록 한다.

몸의 어느 부분이 가장 긴장을 먼저 푸는지는 별로 중요하지 않다. 대퇴부 근육의 긴장이 먼저 풀어질 수도 있고, 목 등의 근육과 혈관에서 긴장이 먼저 풀어질 수도 있다.

- 하늘의 구름 사이를 떠다니는 듯 자유롭게 생각이 흐르도록 한다. 이상한 모양들이 떠오르기도 하는데 계속 그 모습들이 변해가도록 내버려 둔다.

- 자기 내부의 한 지점을 상상한다. 물이나 빛이 흘러나오는 지점으로 상상할 수 있다. 그곳을 조용히 그리고 느긋하게 바라보면 그곳이 어떤 곳인지 알게 될 것이다. 조용하고 규칙적으로 숨을 쉬며 그

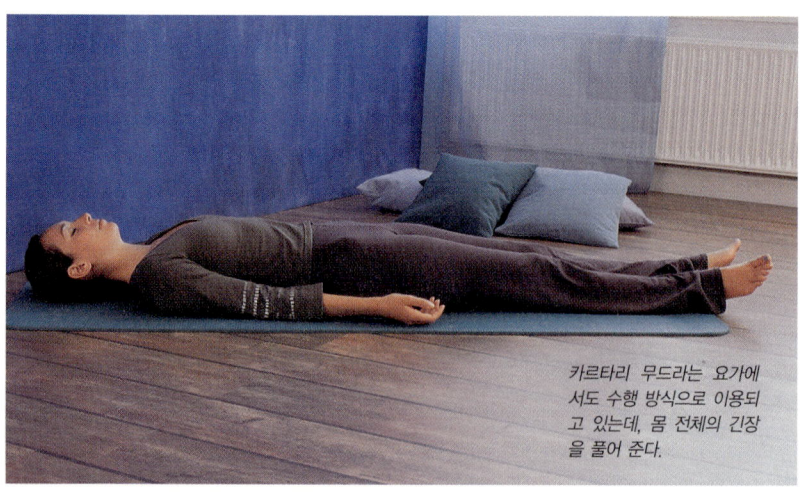

카르타리 무드라는 요가에서도 수행 방식으로 이용되고 있는데, 몸 전체의 긴장을 풀어 준다.

지점 안으로 들어가 본다. 더욱 규칙적으로 천천히 호흡한다. 상상하려는 지점이 금방 생기지 않아도 상관없으며, 어쩌면 다른 무엇을 느낄 수도 있다.

> **알고 있었나요?**
>
> 무드라는 언제 어디서든 항상 수행할 수 있다. 남의 눈에 띄지 않게 자세를 취할 수 있기 때문에 출근하면서 지하철 안에서도 할 수 있다.

- 계속 몸에 집중하면서 호흡이 몸의 중심으로 흐르도록 한다. 이제 아까 그 지점에서 물 혹은 빛이 흘러나와 자신의 몸 전체를 휘감는다고 상상해 본다. 몸에 있는 모든 구멍이 열리고 물 혹은 빛이 그리로 들어가면서 부드럽게 자신의 내부를 깨끗이 씻어 준다. 숨을 깊이 쉬면서 긴장을 많이 풀어줄수록 몸이 더욱 가벼워지고 자유로워지며, 깨끗해지는 것을 느끼게 될 것이다.
- 이 느낌을 한동안 지니고 있도록 한다. 그러면 자신의 몸에서 일어나기를 원하는 모든 변화를 스스로 만들 수 있을 것이다.
- 몇 분이 지나면 다시 일상의 의식으로 돌아온다. 의식적으로 숨을 서너 번 깊게 들이쉬고 내쉰다.
- 몸을 길게 늘여주면서 "잠에서 깨어나 아주 상쾌하다! 바로 이 순간, 이 자리에 내가 온전하게 존재하고 있다!"라고 말해 본다.

일상생활에서의 무드라

무드라는 복잡하지 않고 아주 간단하기 때문에 실제로 어디에서든 할 수 있다. 집에서는 물론 일터에서도 할 수 있으며, 심지어 일터로 가는 버스나 지하철 안에서도 할 수 있다. 그리고 무드라는 앉은 자세,

선 자세, 걷는 자세, 누운 자세에서 모두 할 수 있다.

하지만 무드라를 할 때에는 항상 긴장을 풀어야 하고 몸을 균형 있게 유지해야 하는 점에 주의해야 한다. 다시 말하면, 어느 한쪽으로 몸을 굽혀서는 안 된다.

앉은 자세에서의 무드라

앉은 자세에서는 두 발이 모두 바닥과 잘 접촉하여야 한다. 그리고 다리는 꼬지 말고 나란히 세운다.

누운 자세에서의 무드라

앉은 자세에서의 주의사항은 누운 자세에서도 마찬가지로 지켜야 할 사항이다. 다리나 발을 겹치면 몸에 에너지가 흐르는 것이 방해된다. 작은 쿠션으로 머리를 받치고 다리 오금에 방망이나 헝겊을 말아 받쳐 준다. 그렇게 함으로써 등에 부담이 가지 않도록 하고 몸에 에너지가 잘 흐르게 할 수 있다.

선 자세에서의 무드라

선 자세로 무드라를 수행하는 경우에는 다리를 허리 넓이로 벌려 주고 무릎에서 힘을 빼고 약간 구부려 준다. 무드라를 시작하기 전에 어깨와 팔에서도 힘을 빼, 어깨를 아래로 내리고 팔을 늘어뜨린다.

걸으면서 무드라를 수행하는 경우에는 규칙적이고 가볍게 발걸음을 옮기도록 하고, 걷는 리듬에 맞추어 호흡하도록 한다.

무드라 입문

시간이 넉넉하여 무드라 수행을 여유 있게 할 수 있다면 명상 자세,

예를 들어 수카사나(Sukhasana, 그림 26쪽 참조) 자세로 무드라를 수행한다.

이 자세는 요가에서 자주 이용되는 자세인데, 여러 가지 명상 자세로는 다리에 쥐가 쉽게 나기 때문에 긴장을 풀

> **알고 있었나요?**
> 수카사나(Sukhasana) 자세를 취할 때 무릎에 헝겊을 대 주면 더욱 오래 지탱할 수 있다.

기가 어렵다. 그래서 처음 무드라를 하는 사람이나 평소에 운동을 아주 적게 하는 사람을 위한 간단한 기본 자세가 있다. 이 자세를 취할 때에는 방석을 깔고 앉아도 된다.

가벼운 자세 – 수카사나

- 앉아서 다리를 쭉 편다.
- 오른쪽 발을 왼쪽 허벅지 밑으로 넣는다.
- 왼쪽 발을 오른쪽 허벅지 밑으로 넣는다.
- 두 손은 무릎에 올려 놓고 등과 목, 머리를 똑바로 세운다.
- 이 자세를 모두 취한 뒤 천천히 힘 있게 몸을 펴면서 늘여 준다.

자기 자신을 찾아서

명상 자세를 취하면서 무드라를 수행하면 그 효과가 크다. 무드라를 하면서 다른 것을 생각할 수도 있고 책을 읽을 수도 있다.

그러나 아주 잠깐 동안 무드라를 수행한다 할지라도 자신에게 보다 더 많은 시간과 관심을 투자하는 훈련을 해야 할 것이다.

무드라를 수행하는 동안 호흡에 정신을 집중하면서 숨이 들고 나는 것을 조용히 관찰하면 자기 자신으로 온전히 돌아갈 수 있고, 또 무드라의 효과를 높일 수 있다.

무드라를 하는 동안 행복이라든가 우정 등 긍정적인 무엇인가를 생

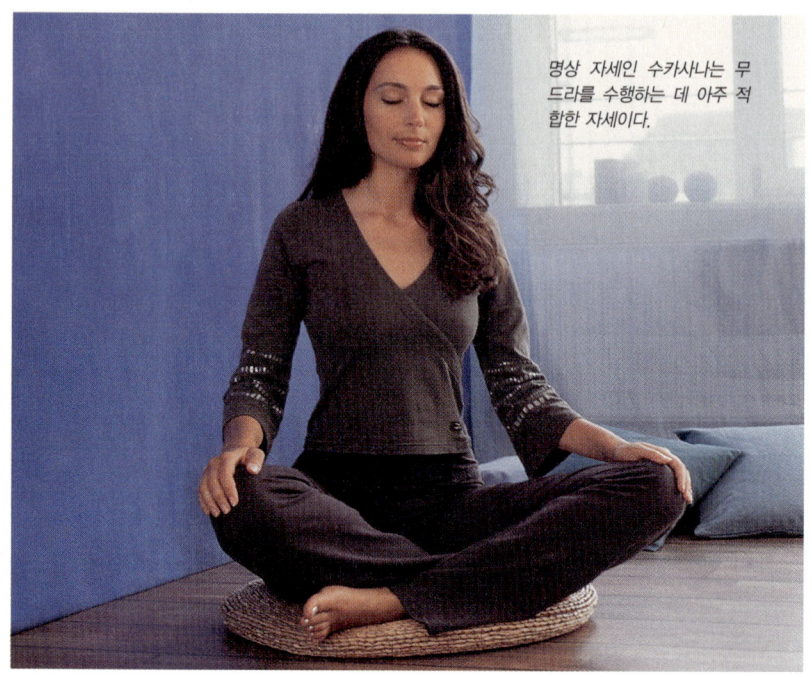

명상 자세인 수카사나는 무드라를 수행하는 데 아주 적합한 자세이다.

각하면 그 효과가 또한 커진다. 이때 나오는 행복 호르몬 엔도르핀은 질병을 더욱 빨리 낫게 해 주는 효과가 있다.

시작 자세

무드라를 시작할 때에는 최대한 손 자세 세 가지를 선택하고, 무드라를 수행하는 시간과 장소는 여유를 갖고 준비하여 편안한 마음을 가질 수 있도록 한다. 즉, 마음의 눈을 통해 바라보면서 언제 어디에서 무드라를 할 것인지를 정한다.

만약 저녁 시간에 소파에 앉아 무드라를 하는 것이 스스로에게 좋다고 판단되거나, 적어도 편안하게 여겨지면 자신의 그러한 기분을 믿고 따른다. 혹은 점심 시간에 일정한 무드라를 골라 수행하면서 일에서 잠시 눈을 떼고 새로운 힘을 충전시킬 수도 있다.

처음 무드라를 시작할 때에는 수행할 무드라와 시간, 장소를 정해두도록 한다. 며칠 동안 무드라를 하고 나면 내적으로 어떤 좋은 변화가 일어나는지 느낄 수 있다. 그 다음에 서서히 무드라 수행 내용을 넓혀 갈 수 있을 것이다.

> **알고 있었나요?**
>
> 무드라는 의식(儀式)과 깊은 관계가 있기 때문에 처음 무드라를 시작할 때에는 같은 시간, 같은 장소에서 항상 수행하도록 해야 한다. 그리고 무드라를 오래 수행하여 익숙하게 되면 얼마든지 시간과 장소를 변경하여 수행할 수 있다.

무드라의 효과가 나타나기까지에는 며칠이 걸리는 경우도 종종 있다. 예를 들면, 만성적 질병을 갖고 있는 경우와 같이 무드라의 효과가 느리게 나타나는 것은 몸속의 에너지 영역이 서서히 변화하고 있는 것을 뜻하며, 인내심과 믿음을 갖고 계속 무드라를 수행하면 질병이 치료될 것이다.

무드라 수행 시간

한 가지 무드라를 얼마나 오랫동안 계속할 것인지는 몸에 나타나는 고통 혹은 통증이 어떤 종류인가에 따라, 또 얼마나 그것이 오래 가느냐에 따라 다르다. 한 가지 무드라를 45분 동안 계속 할 수 있는데, 특히 명상을 하는 경우에 그렇다. 하지만 그보다 짧게 해도 효과가 크게 나타날 수 있다.

인도 뉴델리에서 요가 센터를 운영

> **알고 있었나요?**
>
> 무드라 수행을 위해 의식적으로 시간을 따로 계획한다는 것은 자신의 긴장을 풀려는 적극적인 노력을 의미하는 것이므로, 이러한 태도를 갖고 수행한다면 더욱 건강해질 수 있다.

하고 있는 케샤브 데브(Keshav Dev)는 자신이 맡고 있는 환자에게 무드라를 규칙적으로 이용하고 있는데, 그 역시 만성적 질병이 있는 경우 한 가지 무드라를 약 45분 동안 계속할 것을 추천하고 있다.

하루에 15분씩 세 번으로 나누어 수행해도 좋은데, 매일 같은 시간에 하는 경우 그 효과가 훨씬 뛰어나다.

질병이 치료되는 데에는 시간이 필요하다

일반적으로 무드라의 효과는 즉각 몸으로 느낄 수 있다. 통증이 가시며 몸이 편안해지고 내적으로 맑아지는 것이 느껴진다. 그러나 너무 오랫동안 병을 앓고 있는 경우라면 먼저 피곤하고 나른해지는 느낌이 오며, 오히려 상태가 이전보다 더 나빠지는 것처럼 보일 수도 있다. 이것은 아주 자연스러운 몸의 반응이다. 몸은 이런 반응을 보임으로써 우리로 하여금 자기 자신을 몸에서 일어나는 현상에 맡기도록 요구하는 것이며, 그럼으로써 비로소 치료 과정이 시작되는 것이다.

자극과 반응
- 파블로프의 그 유명한 개 실험이 이루어진 이후로 반복된 자극이 반복된 반응을 낳는다는 사실을 우리는 잘 알고 있다.
- 이와 마찬가지로 무드라를 수행하면서 늘 아름다운 생각을 하면 손이 일정한 자세를 취하는 것만으로도 좋은 느낌이 만들어질 수 있다.
- 반면에 긴장되거나 공포를 자아내는 영화를 보며 무드라를 하게 되면 자신이 희망하는 긍정적인 효과가 전혀 나오지 않는다. 외부에서 펼쳐지는 상황들이 자신이 원하는 바에 거스르는 효과를 내기 때문이다.

시간이 없을 때 하는 수행 훈련

시간에 쫓길 때에는 다음과 같은 훈련을 수행할 수 있다.

- 가능하면 외부로부터 방해가 되지 않는 장소를 찾아 자리를 잡고 앉는다. 26쪽에 있는 가장 쉬운 자세인 수카사나 자세를 취해도 좋다.

- 눈을 감고 넓은 들판에 나와 있는 상상을 해 본다. 한없이 널리 바라볼 수 있으며, 몸 또한 자유롭게 움직일 수 있을 만큼 넓다고 생각한다.

- 이곳에서는 급하게 처리해야 할 일도 없고, 넓은 들판, 한없는 공간에서 몸과 마음을 마음껏 뻗어나가게 할 수 있다. 깊고 자유롭게 숨을 쉰다.

- 공간적으로 한없이 넓다는 것을 느껴보면서, 몸의 긴장이 풀어지는 것을 감지한다.

- 이 넓은 들판에서 자신이 해야 할 일들이 널리 퍼져 있는 것을 상상해 본다. 느긋하게 일을 하나씩 차례로 처리할 수 있을 것이다. 마음의 여유와 공간적 여유가 항상 함께 한다.

- "나는 내가 필요한 만큼 혹은 그 이상의 시간을 갖고 있다."고 말해 본다.

- 훈련을 하다 보면 시간이 지나면서 처음보다 훨씬 빨리 효과가 느껴지는 것을 확인할 수 있을 것이다. 그렇게 되더라도 계속 시간과 여유를 갖고 훈련을 해야 한다.

무드라를 이용한 질병 치료

무드라는 특정한 통증을 치료하는 데
이용할 수 있을 뿐만 아니라 일상생활에서 간단한 수행 과정으로
계획해 언제라도 수행할 수 있다.

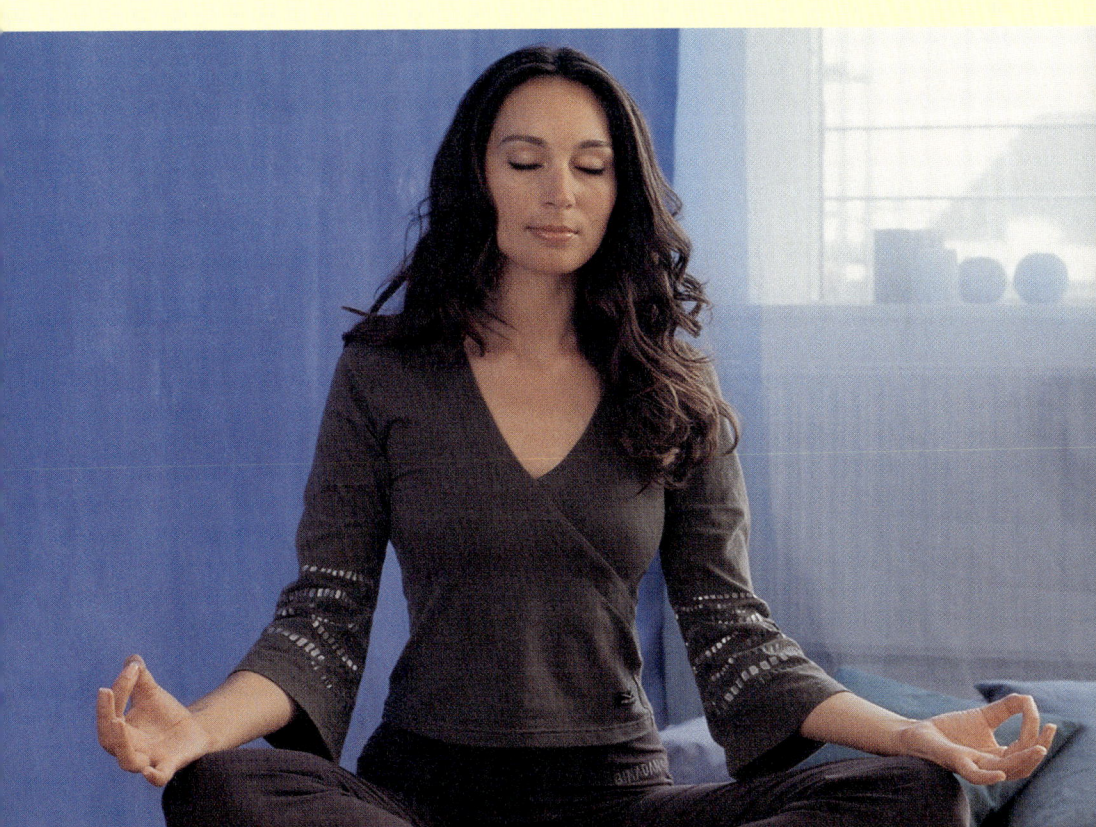

공격성

'공격성'이라는 단어를 보면서 대부분의 사람들은 폭력이나 타인에 대한 공격 혹은 옳지 못한 해로운 행위를 떠올린다. 하지만 공격성은 태초부터 가져온 자연적인 인간 태도의 한 형태이다.

인간이 자기 외부의 것들에 공격을 하는 이유는 두려움을 갖기 때문이다. 두려움을 가질 때 몸에서 만들어지는 호르몬은 소화 과정을 중지시키고 운동 에너지를 활성화시킨다. 또한 두려움은 감각을 예민하게 만들어 외부에 대해 갖게 되는 인상 혹은 자극들에 대해 성급하게 반응하도록 유도하며, 또한 전투적 반응이나 도주 반응을 자극한다.

우리 선조들은 공격성 덕분으로 자신이 처한 환경에서 살아남을 수 있었다. 현대 생활에서 또한 우리 몸은 그러한 태고의 전형적인 태도를 보이기도 한다.

그러나 상황이 발생할 때마다 싸우거나 도망치는 일은 불가능하다. 반면에 화를 밖으로 표현하지 못하면 어쩔 수 없는 절망감에 빠지게 되고 이는 다시 두려움을 만들어 낸다.

밖으로 표현하지 못하고 마음에 쌓아 두는 두려움은 다시 절망과 화를 불러일으킨다. 외부에 대해서가 아니라 자기 자신에 대한 절망과 화를 만드는 것이다.

바로 이러한 이유로 면역 체계와 관련된 여러 가지 질병이 생긴다.

> **알고 있었나요?**
>
> 아유르베다 전통 의학의 원소론에 따르면 공격성에 대비해 수행하는 무드라는 우주 에너지의 원소인 공기를 강화시키며, 이를 통해 우리의 정신을 맑게 해 주고 삶에서의 모든 관계들을 보다 잘 파악할 수 있게 해 준다. 한편, 중국 원소론에 따르면 이 무드라는 철 원소를 강화시켜 주며 동시에 대장경락과 폐경락을 활성화한다.

뿐만 아니라 심장과 신장 관련 질병이 생기기도 하며, 담즙이 만들어지지 않을 수도 있고, 장염, 비염, 근육 경직이 발생하기도 한다.

가정과 직장 생활에서 짊어져야 하는 과도한 책임, 또 남들로부터 사랑받지 못할 것이라는 데 대한 두려움 또한 공격성을 유발하는 요인으로 작용한다.

이러한 요인들 역시 충분히 밖으로 표현되지 못하기 때문에 두려움이나 공격성을 일으킨다. 즉, 자신을 표현해 내는 능력이 없기 때문에, 또 타인으로부터 거부될 수 있다는 두려움에서 헤어나지 못하기 때문이다.

공격성을 억제하면 병이 생긴다

자기 안에서 공격성이 느껴지는데도 이것을 올바른 형식으로 해소할 수 없는 경우에는 가능한 한 빨리 이 공격성에 대처해야 한다. 즉, 우리 몸 안에서 만들어지는 호르몬이 나쁜 영향을 발휘하지 못하도록 바로 처치하여야 한다.

그러면 대개 공격성을 억제하는 그 순간에 집착하게 되는 공격성 유발 요인에 대한 생각을 털어버릴 수 있게 된다.

공원에서 조깅을 해 보기도 하고, 베개 같은 물건을 마구 쳐 보거나 혹은 음악을 크게 틀어놓고 이리저리 뛰어다니면서 소리를 크게 지르고 춤을 춰 보는 것도 좋다.

원시 시대의 생활을 살펴보면 공격성을 완전히 소화하고 배출시키기 위해 운동을 이용하였다. 이 점을 보아도 역시 중요한 것은 몸을 움직이는 일이다. 소리를 크게 지르거나 노래를 부르는 것도 훌륭한 보조 방법으로 이용할 수 있다.

공격성 해소를 위한 무드라

무쉬티(Mushti) 무드라는 소화 기관을 활발하게 움직여 주는데, 특히 공격성을 일으키는 호르몬을 없애주는 역할을 담당하는 간의 활동을 왕성하게 해 준다.

무쉬티 무드라

- 두 손 모두 주먹을 쥔다. 이때 엄지손가락이 약손가락 위에 얹히도록 한다. 이렇게 주먹을 느슨하게 쥐어주는 것만으로도 벌써 효과가 나타날 것이다.

몸 안의 공격성이 아주 크게 느껴질 때에는 무쉬티 무드라를 변형시켜 수행한다. 이 무쉬티 무드라 변형은 공격성을 해소시켜 주는 데 더 큰 효과를 낸다.

- 주먹을 느슨하게 쥐고 숨을 들이쉰다. 소리가 날 정도로 강하게 숨을 내쉬면서 주먹을 힘 있게 쥐어 준다. 이것을 10번 반복한 후 두 손을 펴고 가볍게 흔들어 준다.

- 필요에 따라 하루 15분씩 3번 수행한다.

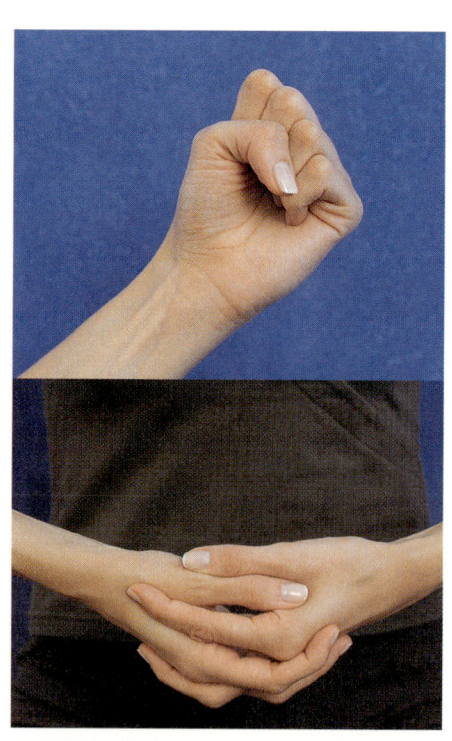

무쉬티(Mushti) 무드라(그림 위)는 내부에 쌓인 공격성을 해소하는 데 도움이 되며, 우샤스(Ushas : 태초의 자세, 그림 아래) 무드라는 기력이 쇠약할 때 도움이 된다.

무기력함

많은 사람들이 기운이 없고 지쳐 있음을 경험한다. 자주 피곤함을 느끼게 되는데, 심지어 아침에 일어났을 때에도 피곤함을 느끼며, 찬물로 목욕을 해도 몸에 기운이 돌지 않는다. 일을 할 때에 집중하지 못하고 의욕도 없어 가장 급한 일만 겨우 처리할 수밖에 없다. 직장 생활에서 중대한 임무를 맡는 것은 고사하고 기운이 없는 탓에 적극적으로 달려들어 일을 처리할 수 없다.

알고 있었나요?

몸의 기운이 떨어지는 요인의 하나로 단백질 부족이 있다. 이 경우에는 세포핵의 유전자가 세포 내 신진대사를 억제하는데, 이는 중요한 세포 단백질 구성 요소가 부족하기 때문이다.

이것은 퇴근시간이 되어도 마찬가지이다. 퇴근 후 다른 무엇을 해 보거나 기분 전환을 하기에도 힘이 달린다. 이런 경우에는 대개 집에서 텔레비전을 켜 놓고 멍하니 바라보는 것으로 하루가 끝나게 되는데, 이렇게 하다 보면 몸은 피곤하면서 내적으로는 불만을 쌓아둔 채 잠자리에 들고, 다음 날 아침 똑같은 일이 벌어진다.

이럴 때 무드라를 수행하면 에너지를 얻어 생기 있고 활동적인 생활을 해 나갈 수 있다.

기운이 없을 때 하는 무드라

아침에 일어나 우샤스(Ushas) 무드라로 하루를 시작한다. 이 자세는 태초의 손 자세로 모든 시작, 출발의 자세이다. 따라서 우샤스 무드라는 새로운 하루를 시작하는 데 아주 적당한 무드라라고 할 수 있다.

이 무드라는 제2 샤크라를 활성화시켜 주고 이곳의 에너지를 더 높은 곳의 에너지 중심으로 올려 주면서 상쾌함과 명료함을 갖게 해 주며, 맑은 정신과 새 기운을 전달해 준다.

우샤스 무드라

- 양 손으로 깍지를 끼는데, 이때 오른손 엄지손가락을 왼손 엄지손가락 위로 올려 가볍게 눌러 준다. 여성은 오른손 엄지손가락을 왼손 엄지손가락과 집게손가락 사이에 놓고 왼손 엄지손가락으로 오른손 엄지손가락을 눌러 준다.

- 위의 수행이 끝나면 몸을 똑바로 세운다. 그런 다음 마치 해를 잡듯이 두 팔을 위로 들어 쭉 펴고 몸을 길게 늘여 준다.

- 두 다리를 쭉 펴고 발끝으로 선다. 이때 눈은 위를 쳐다보면서 "예"라고 소리쳐 본다. 그러면 몸 안에서 기운이 솟아오르며, 몸이 상쾌해지고 활기가 넘치는 것을 느낄 수 있을 것이다.

- 건강에 문제가 있어 서서 할 수 없는 경우에는 앉은 채로 몸을 쭉 펴 주거나 혹은 누운 자세로도 할 수 있다. 중요한 것은 최대한 힘차게 몸을 펴 주고 크게 "예."라고 소리쳐보는 것이다.

프란 무드라

낮 시간에 프란(Pran) 무드라를 몇 분에 걸쳐 수행한다. 이 무드라는 기본 카크라, 즉 뿌리 중심을 활성화시키며, 이를 통해 우리 몸 속에서 자연력이 활발하게 활동하게 해 준다. 프란 무드라를 수행하면 몸이 활기차고 원기왕성해지는 것을 느낄 수 있으며, 피로감이나 긴장감, 신경과민 등이 사라진다. 또한 소위 우리 몸의 엔진을 깨끗하게 해 주고 윤활유를 공급해 줌으로써 더욱 힘차게 작동하도록 만들어 준다.

- 엄지손가락 끝을 새끼손가락과 약손가락에 맞대고 부드럽게 눌러 준다. 손가락 끝을 누르는 대신 손톱 위를 눌러 주면 뇌의 좌우가 균형 있게 자극되어 좌우 뇌가 담당하고 있는 기능들이 촉진된다. 그래서 이 프란 무드라는 특히 읽기와 쓰기를 잘 하지 못하는 어린이에게 도움이 된다.

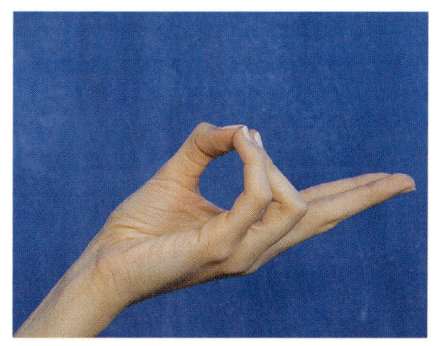

프란(Pran) 무드라(생명 무드라) 역시 몸 기운이 쇠약해졌을 때 수행하면 효과가 있다.

식욕 부진

식욕을 잃게 되는 흔한 원인 중의 하나가 감정을 억누르는 일이다. 매일 5분씩 시간을 내어 가장 마음에 두고 있는 생각이나 감정이 무엇인지 기록해 보도록 한다. 자신의 정신적 상태를 점검하는 데에 이런 되새김이 많은 도움이 된다.

식욕이 없다는 것은 몸 속에 설명할 수 없는 무엇인가가 많이 축적되어 있어 더 이상 받아들일 수도, 소화할 수도 없다는 것을 의미한다. 따라서 몸 속에 너무 많이 축적된 것이 무엇인지 우선 밝혀내야 한다. 내면을 점검하고 정리하면 자연스럽게 식욕이 다시 돌아올 것이다.

식욕 증진을 위한 무드라

의식의 모습인 기안(Gyan) 무드라로 식욕이 없어진 몸을 보강한다. 기안 무드라는 정신적 긴장을 풀어 주고 정신을 맑게 해 주기 때문에,

모든 긴장 상태나 정신적 혼돈 상태에 적용할 수 있는 무드라라 할 수 있다. 기안 무드라를 수행함으로써 우울증을 없앨 수도 있고, 기분을 고조시킬 수도 있다.

기안 무드라

- 엄지손가락 끝과 집게손가락 끝을 맞대고 나머지 세 손가락은 느슨하게 편다. 이때 엄지손가락과 집게손가락이 앞쪽을 향하게 하고 나머지 세 손가락이 위로 오게 한다.

   이 손 모양 외에도 기안 무드라에는 손가락 위치에 따라 여러 종류가 있다.

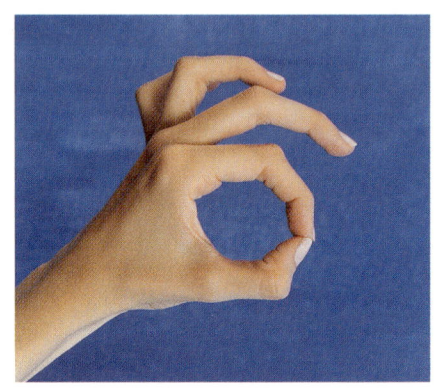

기안 무드라(의식의 모습)는 식욕이 없을 때 수행하면 도움이 된다.

- 지식(지혜)의 모습인 췬(Chin) 무드라는 위의 손동작에서 손바닥을 아래로 향한 모습의 무드라이다.

   먼저 엄지손가락을 집게손가락의 첫째 마디에 갖다 댄다. 다른 세 손가락은 타마스(Tamas, 어둠 ; 비활동성), 라자스(Rajas, 행동성 ; 열정 ; 변화의 과정), 사트바(Sattva, 순수성)를 상징하며, 엄지손가락과 집게손가락의 맞닿음은 요가가 추구하는 것, 즉 우주적 '나'와 개인적 '나'를 통일시키는 것을 상징한다.

- 손을 허벅지 위에 느슨하게 올려 놓고 손바닥이 하늘을 향하게 하는 자세는 즈나나(Jnana) 무드라이다.

관절증

관절증은 관절에 퇴행 증상이 나타나는 병이다. 사람 몸의 결체 조직은 노화 과정과 소모 과정을 거치게 되는데, 여기에는 일정한 단계가 있다.

사람은 35세가 되면서 대체로 관절에 변화가 생기는데, 이는 X선 사진을 통해 확인할 수 있다. 이러한 관절의 변화는 잘못된 영양 섭취나 운동 부족, 또 그로 인해 발생하는 나쁜 몸자세를 통해 더욱 빠르게 진행될 수 있다.

이 밖에도 호르몬이 만들어지는 데 이상이 생기거나 신진대사가 정상적으로 이루어지지 않을 때에도 관절에 변화가 생긴다. 관절에 생기는 변화가 그리 크지 않을 때에는 통증이 없지만, 일반적으로 관절증은 관절에 정상적인 노화 과정 이상의 변화가 생기는 것을 의미한다.

이런 경우 연골이 약해지고 관절 주위의 뼈가 혹같이 커지며, 이에 따라 근육이 반사적으로 경직될 수도 있고 활액막염이 생길 수도 있다. 운동을 시작할 때 찾아오는 초기 통증은 다시 사라질 수도 있고 관절이 정상적으로 운동할 수 있기는 하지만, 관절의 변화가 계속되면 움직이는 데 어려움이 생기며 관절에 생기는 염증이 더욱 심해질 수 있다(101쪽 류머티즘 질환 참조). 관절에 오는 통증은 일반적으로 몸무게를 줄이거나 물리치료, 침, 동종(유사)요법을 이용하면 나아질 수 있다.

관절증에 좋은 무드라

여기에서는 관절증을 위한 무드라로, 소(牛)라는 의미를 갖고 있는 수라비(Surabhi) 무드라를 이용해 본다.

수라비 무드라

- 왼손의 새끼손가락을 오른손의 약손가락에, 오른손의 새끼손가락을 왼손의 약손가락에 갖다 댄다. 그리고 양 손의 가운뎃손가락을 반대편 집게손가락에 갖다 댄다. 이때 엄지손가락은 쭉 편다.

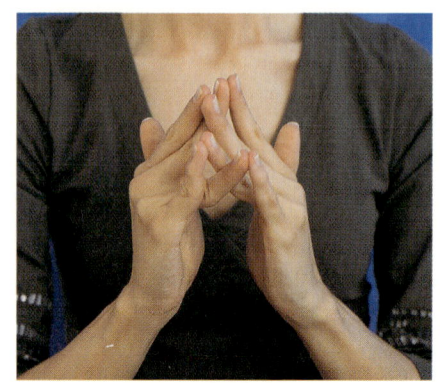

수라비 무드라(소 무드라)는 관절증에 도움이 된다.

- 수라비 무드라를 하루 세 번, 각각 15분씩 수행하면 완전한 효과를 느낄 수 있다.

빛 연상법

수라비 무드라를 수행하면서 빛 연상법을 같이 수행하면 효과가 더 커질 수 있다. 미국인 암 전문가인 칼 시몬톤(Carl O. Simonton)은 텍사스에 있는 자신의 병원에서 암 환자들에게 이 빛 연상법을 보조방법으로 사용하여 아주 훌륭한 치료 결과를 경험하였다고 한다.

- 마음 속에 건강한 관절의 모습이 떠오를 때까지 아주 밝은 빛이 관절 주위를 둘러싸고 있으며, 연골이나 관절의 변형된 모습이 점차 사라진다고 상상을 해 본다.

기관지 천식

기관지 천식을 일으키는 원인은 여러 가지가 있으나, 현대에 와서는 알레르기가 그 주요 원인이 되고 있다.
그런데 알레르기 때문에 발생하는 기
관지 천식에는 심리적 요인 또한 동시
에 작용한다. 예를 들어 동물 털에 대
해 알레르기를 갖고 있는 경우, 동물
그림만 보아도 갑자기 기침이 나오기
시작한다.

> **알고 있었나요?**
>
> 기관지 관련 무드라는 양 손의 새끼손가락을 엄지손가락의 뿌리에, 약손가락을 가운데 마디에, 가운뎃손가락을 끝에 갖다 댄다. 그리고 집게손가락은 앞으로 쭉 편다.

 천식이 있는 사람은 숨을 내쉬는 데 어려움을 겪으며, 들이마신 숨이 폐 안에 정체되어 폐가 부풀어 오른다. 이런 현상이 일어나기 때문에 숨쉬기가 어려워지며 고통이 따르고, 새로운 공기가 몸 안으로 들어오지 못한다. 믿을 만한 연구에 따르면 정신적인 갈등을 풀지 못하면 그 해소 방법으로서 갑작스런 기침이 생긴다고 한다.

 한편 많은 천식 환자들이 자기 감정을 눈물을 이용해 해소하지 못한다고 말하는데, 기침이 발작적으로 나오기 시작하면 눈물이 흐르게 되고, 이 눈물 때문에 기침이 멈추게 되는 현상이 나타난다.

 그 밖에도 다른 사람으로부터 따뜻한 사랑이나 관심을 받고 싶어 하는 무의식적 욕망이 천식의 원인이 되기도 한다.

호흡 곤란시 도움이 되는 무드라

 기관지 천식에는 우리 몸 속에서 하늘/원시 물질(원시 에너지, 근원 에너지 ; Feinstofflichkeit) 요소를 강하게 만들어 주는 호흡 무드라가 좋다.

호흡 무드라

- 가운뎃손가락을 서로 맞대고 숨을 들이쉬면서 눌러 준다. 다시 숨

을 내쉬면서 손가락에서 힘을
빼고 느슨하게 해 준다.

- 이 무드라를 매일 5분씩 5번
수행한다. 발작적으로 기침
이 나오는 천식의 경우에는
기관지 무드라(Bronchial-
mudra, 41쪽 상자 글 참조)
를 수행하는데, 호흡이 다시
부드러워지면 바로 이어서
호흡 무드라를 수행한다.

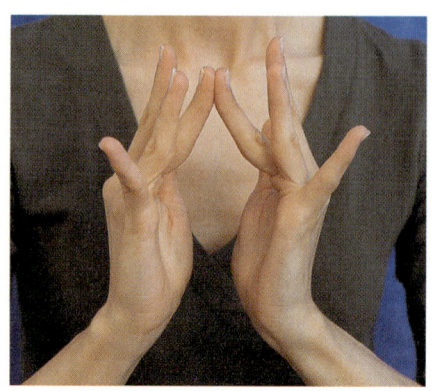

호흡 무드라는 깊은 호흡을 잘 할 수 있게 해 주며, 호흡 곤란의 어려움을 줄여 준다.

가슴을 확대시켜 주는 마차사나 무드라

천식이 있는 사람의 경우 마차사나(Matsyasana, 물고기) 무드라를 규칙적으로 해 주면 증상이 훨씬 좋아진다. 이 무드라는 가슴을 넓혀 주고 갑상선을 자극하며, 머리의 혈액 순환을 활발하게 해 주고, 등 윗

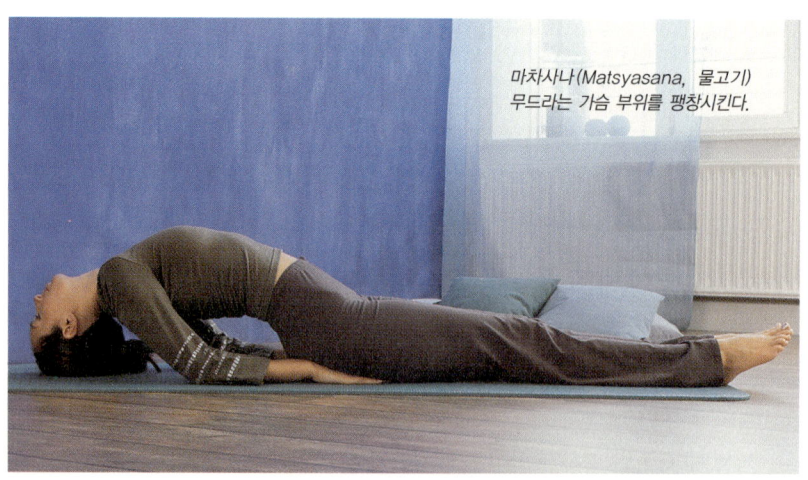

마차사나(Matsyasana, 물고기) 무드라는 가슴 부위를 팽창시킨다.

부분과 목의 긴장을 풀어주기도 한다.

- 등을 바닥에 대고 다리를 벌려 쭉 펴고 눕는다. 두 손바닥을 바닥에 붙여 엉덩이 밑에 넣는다. 이때 팔꿈치를 살짝 구부려 준다.
- 몸을 들어 둥그렇게 만들면서 몸의 무게를 팔꿈치로 옮긴다. 동시에 가르마가 바닥에 닿을 정도로 머리를 뒤로 젖혀 준다.
- 다시 온 몸의 무게를 엉덩이로 옮긴다. 이 자세를 유지하면서 편안하게 숨을 몇 번 쉰 후 천천히 처음의 자세로 돌아온다.
- 이 수행을 2번 반복한다.

호흡기 질환

호흡은 곧 생명력이다. 만성 호흡기 질환을 앓고 있는 사람은 생활 자체를 꾸려나가는 데 큰 어려움을 갖는데, 이런 환자들은 무의식적으로 삶에 대해 불안감을 갖게 된다.

호흡이 힘들어지면 불안감이나 답답함이 생기기 때문이다.

가슴을 넓히려면 몸 안의 것을 편안히 밖으로 내버리고, 또 외부로부터 받아들일 자세가 되어 있어야 한다.

알고 있었나요?

우리가 흔히 볼 수 있는 호흡기 질환의 경우 요오드가 들어 있는 공기를 규칙적으로 들이마셔 주어야 한다. 카밀레나 페퍼민트, 소금기가 들어 있는 공기를 들이마셔도 호흡기 질환이 좋아질 수 있다.

호흡이 부드럽지 못하면 또한 횡경막이 경직된다. 횡경막은 탄력적인 유연한 막으로 복강 위를 덮고 있으며 감정의 흐름을 조절한다. 따라서 횡경막이 경직되면 감정의 흐름이 막혀버리고, 이로 인해 부정적인 감정을 의식적으로 인식할 수 있는 능력이 제한될 뿐만 아니라 편안한 감정을 감지하는 능력도 줄어든다.

자기 내부의 화를 인정하고 표출하는 데 대한 불안이나 마음의 상처를 받거나, 실망할 것에 대한 불안이 종종 호흡을 방해하는 주요 원인으로 작용한다.

깊은 호흡을 위한 무드라

호흡을 길게 하고 온 몸의 기관을 이완시키기 위해서는 하키니(Hakini) 무드라로 수행을 한다. 에너지 원리로 보아 하키니 무드라는 이마(미간) 카크라에 영향을 주는데, 기억력을 관장하는 오른 뇌를 활발히 움직이게 한다.

호흡을 깊게 하면 뇌에 산소가 더욱 많이 공급되는 효과가 있어 오랜 시간 공부를 할 때에나, 뇌의 창조력이 많이 요구되는 회의석상에서 인식 능력을 확대시키거나 긴장을 더욱 완화시키기 위해 깊은 호흡 훈련이 많이 이용되고 있다.

하키니 무드라

- 두 손의 손가락 끝을 서로 맞댄다. 코로 숨을 깊게 들이쉰 다음, 입으로 숨을 더욱 깊게 내쉰다. 이때 입 안의 혀에서 힘을 뺀다.
  이렇게 숨을 깊게 한 번만 쉬어 보아도 횡경막이 부드러워지고 호흡이 깊어지고 있음을 느낄 수 있을 것이다.

복통과 더부룩함

복통을 일으키는 원인에는 여러 가지가 있다. 따라서 복통을 해소하기 전에 먼저 원인이 무엇인지 알아내는 것이 중요하다.

감정을 억압하였기 때문에 생기는 복통의 경우에는 왜 그러한 일이 일어났는지 정직하게 살펴보고 결정을 내리는 것이 중요하다. 여러 몸 기관에서 나타나는 질병, 예를 들어 간이나 위, 장 혹은 복부 내 여성 기관에서 발생하는 질병들도 복통을 일으키는 원인이 될 수 있다.

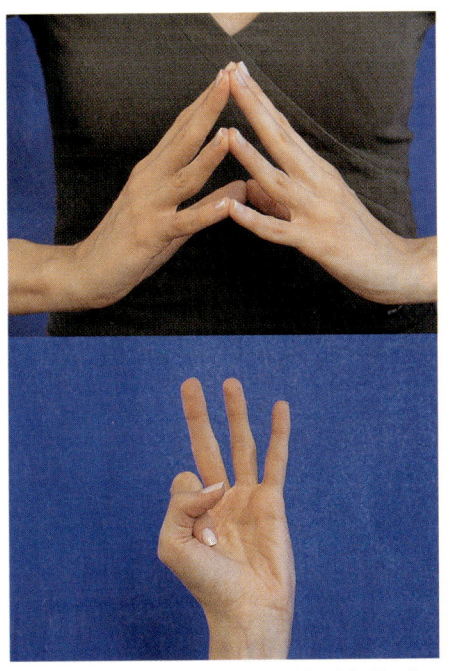

하키니(Hakini) 무드라(그림 위)는 호흡을 깊게 하는 데 도움을 주며, 바유(Vayu) 무드라(바람 무드라, 그림 아래)는 배가 더부룩해지는 것을 완화시킨다.

배에 좋은 무드라

종종 배에 가스가 차기 때문에 복통이 생기기도 한다. 소화가 잘 안 되는 음식을 먹거나, 혹은 너무 늦은 시간에 음식을 먹었을 때 배에 가스가 쉽게 찬다. 이 가스를 내보내기 위해서는 바유(Vayu, 바람) 무드라를 수행한다(아유르베다에는 배에 차는 가스의 종류가 51가지가 설명되어 있다).

바유 무드라

- 집게손가락을 무지구(엄지손가락이 시작되는 손바닥의 두꺼운 부분)에 닿게 구부린다. 그리고 엄지손가락으로 집게손가락을 눌러 주는데, 이때 나머지 세 손가락은 위로 펴 올린다.

> **알고 있었나요?**
>
> 심리적 요인이 뚜렷하게 드러나는 모든 질병에는 항상 기안(Gyan) 무드라(38쪽 참조)를 함께 수행하도록 한다.

- 배의 가스가 줄어들 때까지 두 손을 모두 이용해 바유 무드라를 수행한다.
- 만성적으로 배에 가스가 생기는 사람의 경우에는 하루 15분씩 3번 수행한다. 이 바유 무드라는 36쪽에 나온 프란 무드라와 함께 수행할 수 있다.

방광 질환

아랫배를 차게 하면 쉽게 방광에 질병이 생기는데, 방광 질환은 특히 여성에게 자주 일어난다. 물과 바람이 만나면 몸을 더욱 차갑게 만들기 때문에 젖은 옷은 빨리 갈아입어 주는 것이 방광 질환을 막는 데 중요하다.

방광냉(Blasenerkaltung)의 초기 처치 방법으로는 몸을 따뜻하게 하고 방광이나 신장에 좋은 차(약국이나 건강 식품 전문점에서 구입)를 많이 마시는 것이 좋다. 박테리아성 감염이 일어나면 심각한 증세로 발전될 수 있는데, 이런 때에는 심한 통증이 느껴진다.

만약 혈뇨가 나오는 경우에는 신장까지 감염되지 않도록 항생제 치료를 받아야 한다. 여성에게 심각한 감염 증세가 나타날 때에는 그 배우자도 검사를 받아보는 것이 좋다. 박테리아성 방광염이 남자에게 생기는 경우에는 흔히 그 증상이 밖으로 나타나지 않을 수도 있는데 성관계를 통해 배우자까지 감염시킬 수 있다.

방광과 심리

방광 질환은 심리적인 요인으로 인해 생길 수도 있다. 흔히 밤중에 소변 조절을 못하고 이불을 적시는 것은 눈물을 밖으로 표출하지 못하기 때문이라고도 한다.

따라서 밤에 오줌을 싸는 아이들의 경우에는 아이들의 마음을 억누르는 것이 무엇인지 우선 찾아보도록 하여야 한다.

가장 좋은 방법은 인형을 이용한 놀이를 통해 알아보는 것이다(인형이 슬퍼보이는데 그 이유가 무엇인지 말하도록 유도한다). 어느 정도 나이가 든 아이들이 밝은 대낮에 오줌을 싸는 것은 종종 가족 내 주도권 구조의 영향을 받아서인데, 특히 아이가 가장 좋아하는 사람(대개는 어머니가 그 대상이다)이 원인이 된다. 몸에서 너무 많이 만들어진 아드레날린은 신장을 통해 배설되는데, 이 현상을 통해서도 감정(심리)과 몸 속의 생화학적 현상이 서로 관련이 있다는 것을 뚜렷이 알 수 있다.

소변이 조절되지 못하고 마구 흐르는 것과 반대되는 현상으로 소변 억제증이 있는데, 이 병은 대체로 정신적으로 경직되어 있기 때문에 생긴다. 자신의 성기능에 대한 갈등이 큰 경우에 이런 문제가 종종 발생한다.

방광 질환에 좋은 무드라

부디(Budhi) 무드라(물 무드라)는 몸 속의 수분 양이 균형을 유지하도록 조절해 준다. 그래서 눈이나 입이 건조해질 때 이 무드라를 수행하면 도움이 된다.

우리 몸의 2/3가 물로 구성되어 있다는 사실만 보아도 부디 무드라가 얼마나 중요한지 쉽게 알 수 있다. 부

알고 있었나요?

부디(Budhi) 무드라는 필요에 따라 적당하게, 혹은 치료 방법으로서 매일 15분씩 3번 수행할 수 있다.

디 무드라는 신장 기능을 강화시키고 몸 세포에서의 수분의 섭취와 배출을 조절한다.

부디 무드라

● 엄지손가락을 새끼손가락 끝에 대고 부드럽게 누른다. 나머지 손가락은 느슨하게 펴준다. 이때 새끼손가락을 눌러주는 것은 우주의 에너지 원소인 물을 활성화하는 것이다.

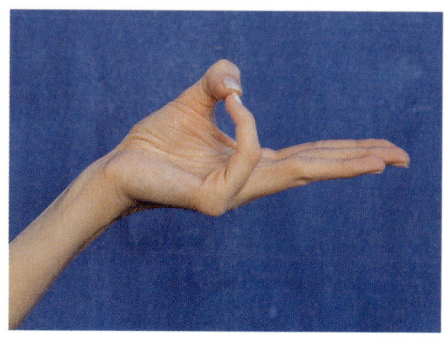

부디(Budhi) 무드라(물 무드라)는 방광 질환에 좋은 효과를 나타낸다.

혈 압

저혈압은 만성적으로 혈압이 낮은 증상을 말한다. 남자의 경우 심장 수축 때 그 수치가 110mmHg 이하, 여자의 경우 100mmHg 이하이면 저혈압이다.

신체 기관 구조에 따른 원인은 확인할 수 없지만, 젊은 나이에서는 남자보다 여자에게 저혈압 증상이 많이 보이는데, 유전성 요인과 체질상의 요인에 의한 것이라고 여겨진다.

고혈압은 혈관 내 압력이 병적으로 높아지는 현상을 말한다. 따라서 고혈압은 심장병이나 순환 계통 질환의 주요 원인이 되고 있다.

나이가 들수록 혈압이 높아지기는 하지만, 그 수치가 계속해서 160/95mmHg 이상에 머물면 병적인 것으로 간주된다.

그런데 고혈압 환자 중 90% 정도에서 고혈압의 원인이 될 만한 질병을 밝혀내지 못하고 있다. 때로는 신장 질환이나 부신 질환에 의해 고혈압이 나타나는 경우가 있다.

심장 혈관 관련 고혈압은 동맥경화증에 의해 생기는데, 심장이 경직된 혈관을 향해 피를 밀어주어야 하기 때문에 혈압이 높아지는 것이다.

저혈압에 좋은 무드라

저혈압에는 바즈라(Vajra) 무드라(번개 모습)가 좋다.

바즈라 무드라

- 두 손의 엄지손가락을 가운뎃손가락 손톱 한 옆에, 약손가락을 그 반대편에 갖다 댄다. 그리고 새끼손가락을 약손가락 손톱 옆에 갖다 댄다. 이때 집게손가락은 쭉 편다.

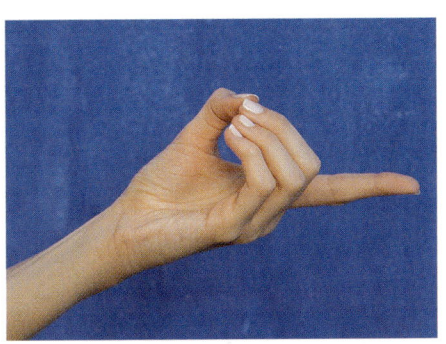

바즈라(Vajra) 무드라(번개 모습)는 혈압을 조절한다.

- 필요에 따라 적당하게 바즈라 무드라를 수행하는데, 만성 저혈압일 경우 하루 3번, 각각 5분씩 수행한다.

고혈압에 좋은 무드라

고혈압이 있는 경우에는 우선 췬(Chin) 무드라를 수행하고(38쪽 참조), 그 다음에 아래에 나온 명상 수행을 한다.

명상 수행

- 몸 속에 맑은 물이 채워진 샘이 있어 조용하고 규칙적으로 물이 흐

르고 있다고 상상한다. 그리고 그 물로 자신을 흥분시키거나 억누르는 감정이나 생각들을 씻어낸다고 생각한다.

이때 조용하고 깊게 배로 호흡한다. 동시에 "나를 억누르는 모든 것을 떨쳐버린다"라고 말해 본다.

- 자기 내부의 공격성을 억누름으로 해서 고혈압이 생길 수도 있는데, 이 때에는 무쉬티(Muschti) 무드라(34쪽 참조)를 수행한다.

비라사나 변형

무쉬티 무드라를 수행한 다음에는 비라사나(Virasana) 변형(말린 나뭇잎 모양) 자세로 수행한다.

- 무릎을 꿇고 앉아 손바닥을 위로 향하게 하여 팔을 뒤쪽으로 멀리 뻗는다.

- 천천히 몸을 앞으로 굽혀 머리를 땅에 닿게 한다. 이때 손은 발 옆에 놓고, 턱을 거의 가슴에 닿도록 한다. 그리고 윗 가슴을 무릎에 대고 누른다.

> **알고 있었나요?**
> 비라사나 변형은 요가에서 '겸허한 자세' 라 불리기도 한다.

- 불편하지 않다면 머리를 옆으로 살며시 돌려본다. 이 자세로 오래 있을수록 더욱 좋다. 이 자세는 우리 몸의 긴장을 완전히 풀어 주는 자세이다.

- 이 자세에서 머리로 피가 너무 쏠리는 느낌이 들면 무릎 앞에 베개를 하나 놓아 머리가 조금 위로 올라가도록 해준다. 편안하게 느껴지는 한 되도록 오래 이 자세로 있는다. 긴장이 완전히 풀어질수록 피가 몸 전체에 고르게 전달된다.

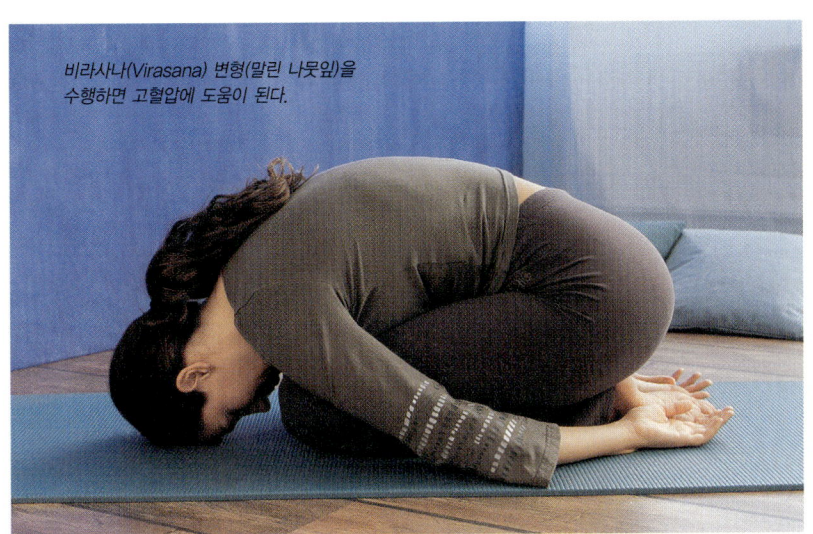

비라사나(Virasana) 변형(말린 나뭇잎)을 수행하면 고혈압에 도움이 된다.

● 이와 같이 무드라와 비라사나 변형을 규칙적으로 수행하면 고혈압에서 오는 증상들이 곧 수그러들 것이다.

기관지 질환

기관지는 기도의 좌우를 따라 폐까지 뻗어 있는데, 폐로 갈수록 더욱 미세한 관으로 변하면서 여러 갈래로 퍼져 있다. 이들은 공기가 교체되는 곳인 폐포에서 합쳐진다.

기관지가 경직되거나 점막으로 덮이면 호흡이 곤란해지는데, 호흡이 얕고 빨라지며 따라서 몸에 전달되는 산소의 양이 적어진다. 그리고 이렇게 호흡이 잘못되면 생명 에너지인 프라나 또한 줄어들게 되고, 그에 따라 면역성이 감

알고 있었나요?

실내 공기는 너무 건조하지 않게 유지하는데, 특히 겨울에 주의를 기울이도록 한다. 코 점막이 건조해지면 몸에 침투하는 병원체에 저항할 수 없다.

퇴하고 몸이 쇠약해진다.

그뿐 아니라 정신적인 면에서도 매우 민감해지며 생활이 소극적으로 되고, 자기 가치 감정(자중감)이 수그러들고 불안, 우울증이 생긴다.

기관지 질환에 좋은 무드라

저항력을 높여 주기 위해서는, 특히 기도가 감염되었을 때에는 링가(Linga, 바로 선 자세) 무드라를 수행할 것을 케샤브 데브는 권한다. 이 무드라를 수행하면 열이 발생하면서 기관지나 비강에 쌓인 점막이 녹는다.

링가 무드라

두 손바닥을 서로 맞댄 후 깍지를 낀다. 한 엄지손가락만 똑바로 세우고, 이 엄지손가락을 다른 손의 엄지손가락과 집게손가락으로 감싼다.

바루나 무드라

바루나(Varuna) 무드라(물 무드라) 또한 점막을 녹여 주는데, 일반적으로 몸 안에 물이 지나치게 많이 생기는 것을 막아 준다.

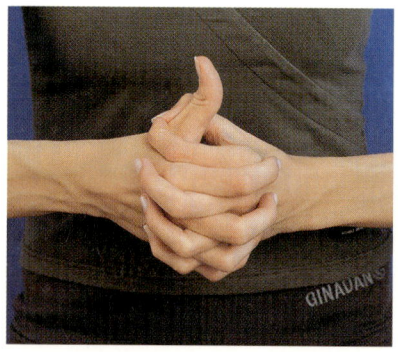 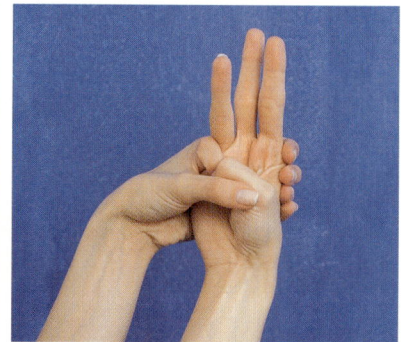

링가(Linga) 무드라(바로 선 자세, 그림 오른쪽)와 바루나(Varuna) 무드라(물 무드라, 그림 왼쪽)는 기관지 질환에 좋은 효과를 낸다.

- 오른손 새끼손가락을 무지구에 닿도록 굽힌다. 엄지손가락으로 새끼손가락을 눌러 준다.
- 왼손으로 오른손을 뒤쪽에서 감싸고, 왼손 엄지손가락을 오른손 엄지손가락 위에 놓는다.

> **알고 있었나요?**
>
> 페퍼민트 기름(한 방울)이나 카밀레를 이용한 수증기를 머리에 쐬면 호흡기에 충분한 습도를 유지할 수 있고 저항력도 키울 수 있다.

> **기침과 기관지에 좋은 차**
>
> 이런 차들은 저항력을 강하게 해 주며 기도에 쌓인 점막을 녹여 준다. 필요에 따라 꿀을 넣어 달게 마실 수 있다. 찻숟갈 2술의 혼합차에 뜨거운 물을 붓는다. 에테르 기름 성분이 파괴되지 않도록 물을 너무 오래 끓이지 않는다. 이렇게 하루 2~4잔을 마시도록 한다.
> - 쇠뜨기, 찰질경이, 당아욱 꽃잎, 페퍼민트를 각각 10g씩 혼합
> - 서양말오줌나무 꽃잎, 회향 열매, 백리향을 각각 5g씩 혼합

장 질환

장에는 작은창자와 큰창자가 있는데 우리 몸에서 아주 중요한 역할을 맡고 있는 기관이다. 위에서 반쯤 소화된 음식물이 장에 이르면 장에 살고 있는 미생물이 이것을 계속 분해하는데, 이 미생물의 활동에 의해 장 기능이 이루어진다.

음식물이 장에서 분해되면서 영양소, 무기질, 비타민 등이 장으로 흡수되고 이것이 피 속으로 전달된다. 그리고 큰창자는 변을 밖으로 내보내기 전에 미리 수분을 빼낸다.

장에 이상이 생기면 여러 가지 증상이 나타나는데, 종종 아주 심한

> **알고 있었나요?**
> 크론병(회장말단염)이나 궤양성 대장염은 만성적인 장염에 속하는 질병이다.

통증이 따르기도 한다. 가스, 설사, 변비 증세는 그 중의 일부일 뿐이다.

만약 장에 통증이 계속되거나 피가 나오면 반드시 의사의 검진을 받아야만 한다.

자가 면역 질환

만성적 장 질환이 있을 때에는 특별한 처치를 해야만 한다. 이는 장 질환이 종종 자가 면역 질환과 연관될 수 있기 때문이다. 평상시에는 몸에 침입한 병원균이나 이물질을 처치하는 저항 세포가 자가 면역 질환이 발생하면 건강한 장세포를 공격한다. 이로 인해 만성적 염증 과정이 시작된다.

대부분의 경우 약으로 억제할 수 있고, 가능한 한 환자에게 긴 주기적 통증이 오지 않게 해 줄 수 있다. 하지만 병이 그리 많이 진전되지 않았을 때에는 효소 치료가 더욱 효과를 낼 수 있다.

처음 치료 기간 에는 강한 통증이 따르는데, 이것은 장벽에 모여 있던 자가 면역체가 분리되어 나가기 때문이다.

장과 심리

장 질환을 앓고 있는 사람은 종종 생활의 모든 것들을 스스로 제어해야 한다는 강박 관념에 사로잡힌다.

스스로 털어내 버리지도 못하고, 남이 처리하는 것에 대해 불안해 한다. 이런 지나친 집착 때문에 몸의 흐름이 막히게 되고, 이런 증상에 몸이나 정신이 대항을 한다. 그러면 점액과 피가 섞인 지독한 설사 현상이 경련을 동반하면서 멈출 수 없을 정도로 심하게 나타난다.

장 질환에 좋은 무드라

장 질환 뿐 아니라 하체에 나타나는 모든 질환을 위해서는 마하 사크랄(Maha-Sakral) 무드라를 수행하면 좋다. 마하 사크랄 무드라는 대(大)골반 무드라로 골반 안의 모든 기관에 나타나는 긴장을 풀어 준다.

마하 사크랄 무드라

- 두 약손가락 끝을 서로 맞대고 새끼손가락 끝을 엄지에 갖다 댄다. 그리고 10~15분 동안 배를 이용해 깊고 길게 숨을 쉰다.

- 다음에는 새끼손가락을 서로 맞대고 약손가락을 엄지손가락에 갖다 댄다. 10~15분 동안 숨을 길게 쉰다.

- 마하 사크랄 무드라는 화장실에서도 수행할 수 있으며, 월경통에도 좋은 효과를 낸다.

장의 긴장을 풀어주는 빛 명상

- 앉거나 혹은 누워서 몸을 편안하게 한다.

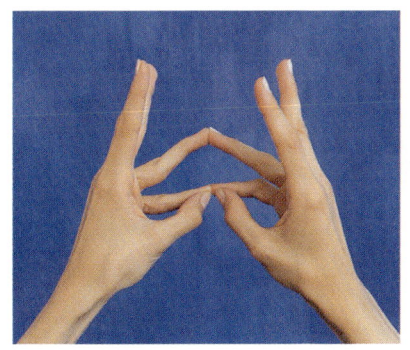 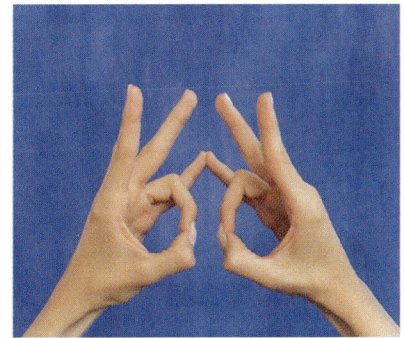

마하 사크랄(Mha-Sakral) 무드라(대골반 무드라)는 장 질환에 좋은 무드라이다.

- 눈을 감고 두 손을 겹쳐 배 위에 올려놓는다.

> **알고 있었나요?**
> 빛 명상을 하고 나면 대개 화장실에 가고 싶어진다. 빛 명상은 특히 만성적 장 질환이 있는 사람에게 좋다.

- 숨을 깊게 들이쉰 다음, 코를 통해 빛이 몸 안으로 들어온다고 상상해 본다. 이제 빛이 식도를 통과하고 위를 거쳐 몸 아래로 내려가 작은창자에 이르고, 창자벽을 온통 감싼다고 상상한다.

작은창자가 긴장을 풀면 빛은 구석구석을 돌아 큰창자로 흘러들어간다. 이곳에서 빛은 오래 된 변을 장 벽에서 떼어내고 손상된 부위를 치료한다.

- 빛이 장 안에 따뜻한 온기를 전하고, 빛이 통과하는 곳에서 불필요한 것들을 모두 갖고 나가는 것을 느껴 본다.

이때 하체의 모든 근육들에서 긴장이 풀리며, 배가 따뜻해지고 부드러워질 것이다.

서두르지 말고 천천히 배 안의 느낌을 감지해 본다.

우울증

우울증은 깊은 슬픔과 강한 무기력감으로 표출된다. 우울증에는 여러 가지 요인이 있으므로 우울증이 계속되는 경우, 특히 자살을 생각하게 되는 경우에는 반드시 의사를 찾아 상담하여야 한다.

여성 우울증은 몸의 기능 장애가 원인이 되는 경우가 흔하다. 예를 들어 에스트로겐이 심하게 줄어들면 우울 증세가 나타난다. 하지만 생명에 위협이 되는 중병이 있어도 우울증이 나타난다.

또한 현대 생활에서는 감정적으로 주체할 수 없을 만큼 계속되는 압박감이 우울증의 원인이 되기도 한다. 우울증은 점차 남성에게도 많이 나타나는 경향이 있는데, 특히 50세 이후의 남성에게서 자주 볼 수 있다.

> **알고 있었나요?**
>
> 고추나물속풀은 약초치료학에서 우울증 치료제로 익히 증명되었는데, 흔히 알려진 겨울철 우울증에 특히 좋은 효과를 낸다. 또한 일광욕실에 들어가 빛 목욕을 하는 것도 우울한 기분을 밝게 바꿀 수 있게 하는 한 방법이다.

우울증에 좋은 무드라

우울증이 있거나 기분이 울적할 때에는 중국 무드라인 쩨(Tse) 무드라를 수행한다.

쩨 무드라

- 손바닥을 위로 향하게 하여 허벅지에 올려놓는다. 엄지손가락을 새끼손가락 뿌리를 향해 뻗고 나머지 네 손가락으로 감싼다. 그리고 숨을 깊게 들이쉰다.

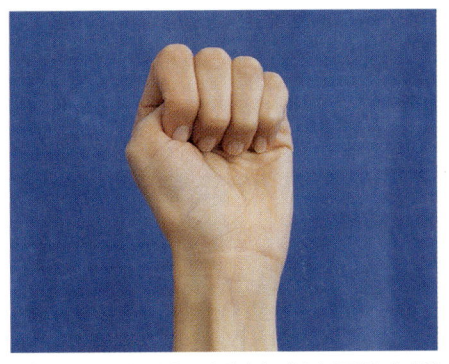

쩨(Tse) 무드라는 우울증이 있거나 기분이 울적할 때 수행하면 도움이 된다.

- 숨을 내쉬면서 손을 펴 아래로 내리면서 리듬 있게 털어준다. 입을 이용해 4단계에 걸쳐 숨을 내쉰다.

- 이것을 7번 반복한다.

- 다음에는 눈을 감고 예전의 즐겁고 행복한 순간들을 떠올린다. 그 순간의 행복했던 감정을 몸 속 깊이 들여보낸다.

해 독

오늘날에는 음식이나 음료가 화학물에 의해 오염되는 현상을 산업화된 사회에서만 볼 수 있는 것이 아니다. 산업화가 덜된 나라에서 또한, 아니 그들 나라에서는 곡식과 과일들이 농약이나 살충제에 의해 더욱 더 오염되고 있다.

이들 나라에서는 산업국가에서 이미 오래 전에 금지된 물질들이 여전히 사용되고 있다. 그에 대한 조사 또한 부정확하고 불충분하게 이루어지기 때문에 유기농 식품만 먹지 않는 한 음식물을 통해 우리 몸에 들어오는 물질들에 대해 정확히 알기 힘들다.

> **알고 있었나요?**
> 서양보리수나무액이나 샐비어, 페퍼민트, 서양말오줌나무꽃, 쐐기풀(각각 20g)을 재료로 해 만든 차 또한 몸을 정화하는 데 좋다.

공기 중에도 수없이 많은 종류의 해로운 입자와 독물질이 있어 호흡을 통해 우리 몸으로 들어온다. 건강에 좋은 음식물만을 골라 챙겨먹는 것만으로 충분하지 못하다고 하겠다. 그러나 이러한 해로운 물질의 일부를 몸 밖으로 배출하기 위해 우리가 할 수 있는 몇 가지 방법이 있다.

독소 제거 방법

이 책의 127쪽(몸 속을 정화시키는 요가 – 다우티(Dhauti))부터는 아유르베다에서 다루고 있는 신체 정화 방법에 대한 설명이 실려 있다. 우리 몸이 스스로 독소를 배출하고 신체 정화 기능을 작동시키는 방법들을 볼 수 있을 것이다.

염기성 소금으로 목욕을 하면 피부에서 해독물질이 빠져나오는데,

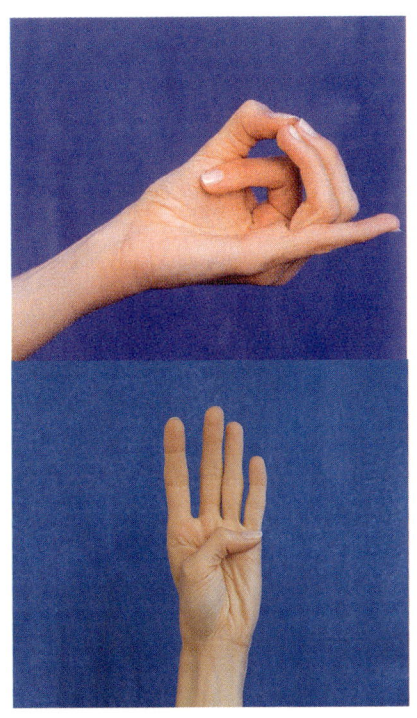

특히 전문식품점에서 구입할 수 있는 영양 보조 식품인 클로렐라를 먹으면 더욱 효과적이다.

클로렐라는 세포 사이에서 독물질을 배출해 낼 수 있는 약제이며, 용매제와 수은이 몸에 주는 부하도 없애 준다. 치과의사들이 처치 마지막 과정에 클로렐라를 사용하는 것도 이 때문이다.

그러나 신장에 부담을 주지 않기 위해서는 정확한 양의 클로렐라를 복용해야 한다.

이 밖에도 몸 안에서 독물질과 결합하여 이것을 밖으로 끌어 내는 역할을 하는, 인체의 림프와 비슷한 특성을 가진 순정수(純淨水, levitiertes Wasser)가 있다.

이 물은 지금까지의 물 중에서 순도가 가장 높은 물로, 콜로이드 작용이라는 특수한 처리과정을 거쳐 무중력 상태에서 물의 물리적 구조가 변화되면서 그 안의 모든 해독성분이 무해하게 만들어진 것이다.

아판(Apan) 무드라(에너지 무드라, 그림 위)와 물 무드라(그림 아래)는 몸에서 독성분을 제거한다.

신체 정화를 위한 무드라

몸을 해독하기 위해 스스로 무드라 프로그램을 만들어 수행한다. 물 무드라와 아판 무드라를 함께 연결시켜 수행해 보자.

물 무드라

먼저 물 무드라를 이용하여 몸에 있는 물의 양을 줄이는데, 물 무드라는 몸 속의 수분이 밖으로 빠져나가는 것을 촉진시킨다.

- 네 손가락을 위로 쭉 펴고, 엄지손가락으로 새끼손가락의 뿌리를 눌러준다.
- 두 손을 모두 이용해 5분 정도 수행한다.

아판 무드라

두 손으로 아판 무드라(에너지 무드라) 자세를 취한다. 아판 무드라는 독소 성분을 없애 주고 간과 담낭 기능을 활성화한다.

- 가운뎃손가락과 약손가락 끝을 엄지손가락의 끝에 맞댄다. 집게손가락과 새끼손가락은 느슨하게 펴 준다.
- 이 자세를 15분 정도 유지한다.
- 물 무드라와 아판 무드라를 함께 매일 3번씩 수행한다.

연상 여행

- 두 눈을 감고 긴장을 푼 다음, 아주 맑고 따뜻한 물 속에서 수영을 하고 있다고 상상해 본다. 물이 몸 주위를 감싸 흐르는 모습을 상상하면서 물을 자세히 관찰한다.
  물이 온 몸의 땀구멍을 통해 스며 드는 것을 느껴 본다. 땀구멍을 통해 들어온 물들은 몸의 독소를 씻어내 검은 색으로 변한다.
- 몸 주위를 감싸고 있는 검은 물이 맑아질 때까지 그 속에서 수영을

한다. 그러면 몸이 내적으로나 외적으로나 깨끗해진다.

- 다음에는 강변에 앉아 따뜻한 햇볕을 쬐며 휴식을 취하는 것을 상상해 본다. 이때 아판 무드라를 수행한다.

감기

감기는 바이러스가 일으키는 질병이다. 따라서 감기가 들었을 때에는 면역체계를 강화시켜 주는 것이 유일한 방법이다. 기침감기, 콧물감기, 두통감기, 목감기, 또는 이 모든 증상이 한꺼번에 나타나는 감기 증상은 몸의 어느 부분에서 면역체계가 가장 약해져 있는지에 따라 다르게 나타나며, 면역체계가 계절의 영향을 받아 전체적으로 약해졌는지의 여부에 따라서도 다르게 나타난다.

알고 있었나요?
병이 찾아들기 전이 아닌, 병 증상이 비로소 나타났을 때 면역체계를 강화시켜 주는 조치를 취하도록 한다.

때때로 감기가 들기 전에 저항력 강화제를 쓰도록 처치를 하는 경우가 있는데, 이는 잘못된 처방이다.

이런 종류의 면역 강화제는 면역체계를 활성화하고 그 순간 필요하지 않은 저항세포를 더욱 많이 만들어낸다. 이렇게 계속적으로 저항세포를 만드는 작업은 몸에 부담을 주고, 장기적으로 보아 오히려 몸을 약하게 만든다. 그래서 몸이 감염이 되었을 때에는 이겨 내지 못할 만큼 약해진다.

따라서 우리 몸의 면역체계는 충분한 에너지를 저장해 두었다가 병원체가 들어왔을 때 전력을 다해서 저항에 집중할 수 있도록 올바른

시기에 강화시켜 주어야 한다. 그렇게 되면 질병이 생겨도 심하게 진전되지 않고 쉽게 건강을 되찾을 수 있다.

감기가 찾아오면 자연 비타민을 많이 섭취하고 신선한 공기를 많이 마시며 보통 때보다 1리터 이상의 물을 더 마셔 준다.

코감기에 걸렸을 때에는 128쪽에 설명한 대로 코 세척을 해 준다. 코를 세척하면 코 안에 쌓인 딱딱해진 분비물 덩어리나 점액 등이 씻겨 나가고 호흡이 편해진다.

감기에 좋은 무드라

몸에 오한이 날 때에는 몸을 따뜻하게 해 주는 링가 무드라(52쪽 참조)가 도움이 되며, 링가 무드라에 이어 프란 무드라(36쪽 참조)를 연속 수행하면 새로운 에너지가 공급된다.

심호흡(140쪽 참조)은 질병에 대한 저항력을 보충시켜 주면서 피를 맑게 하고 폐기능을 강화시킨다.

담낭 질환

담낭 질환, 예를 들어 담낭염이나 담석증은 아주 큰 통증이 따르는 병이다. 따라서 우선 병이 생기지 않도록 예방하는 것이 중요하다.

이미 오래 전인 1928년에 담낭 질환과 인간의 심리가 아주 밀접한 관련이 있다는 사실이 의학전문신문에 보도되었다. 우리가 자주 쓰는 표현들 중에서도 이 점을 암시해 주는 것들을 많이 찾아볼 수 있다.

비참한 감정이나 고통, 그리고 잘못된 우월감에서 비롯되는 내면의 경직 때문에 담석증이 생기기도 한다. 그 당시 글을 썼던 저자는 또한 기쁜 감정을 가졌을 때 생성되는 담즙과 불쾌한 감정을 가졌을 때 생성되는 담즙의 구성성분이 다르다고도 하였다. 그 당시에 이미 담낭 질환의 원인으로서 인간 심리에 대한 논의가 이루어졌던 것이다.

현재 밝혀진 바에 따르면 자기 내부에 화를 품고 있는 것을 알면서도 그것을 어떻게든 분출하지 못하는 사람들에게서 담낭 질환이 주로 생긴다고 한다.

그러나 타인에 대해서보다는 자신에 대해서 화를 품고 있으면서 그것을 분출시키지 못하는 사람들에게도 담낭 질환이 생긴다. 따라서 자신의 감정을 표출시킬 수 있는 것이 무엇보다 중요하다.

분노라든가 화는 인간이 가지고 있는 공격성으로, 이를 진정시키고 해소시켜 주어야 몸에 해로움을 끼치지 못한다. 이와 관련해서 32쪽에 설명되어 있는 몇 가지 방법들을 참조하기 바란다.

몸과 마음, 정신을 위한 전신 수행 – 초 자세

- 몸을 펴고 등을 바닥에 대고 눕는다. 손바닥은 펴서 몸 옆에 내려놓는다. 배와 다리 근육에 힘을 주면서 다리를 몸과 직각이 되도록 올린다. 이때 손가락 끝으로 몸무게를 지탱해 준다.
- 다음에 엉덩이와 허리 아랫부분을 들어올리는데, 손을 허리에 대고 받쳐준다. 팔꿈치를 몸 가까이에 바싹 붙이고 목과 어깨만이 바닥에 붙어 있도록 하며 초처럼 몸을 곧게 세운다.
- 이 자세로 처음에는 30~60초 동안 수행하다가 나중에는 3분까지 늘려 수행하도록 한다. 수행 동안 호흡은 정상적으로 해 준다.

담낭 질환에 좋은 무드라

담낭에 이상이 생겼을 때에는 간에서의 담즙 생성을 촉진시켜 주는

> **알고 있었나요?**
>
> '초' 자세는 온 몸을 강하게 해 주며 활력을 불어넣어 준다. 또한 신(腺) 기능을 조절하고 자율신경체계 기능을 균형 있게 해 준다.

것이 중요하다. 예를 들어, 스웨덴 약초술이나 집에서 만든 민들레꽃술을 규칙적으로 마시면 담즙이 잘 만들어진다.

이 책 60쪽에 설명되어 있는 아판 무드라도 간과 담낭의 기능을 활성화시켜 줄 뿐만 아니라 심리적으로 안정감을 유지시켜 준다.

무쿨라 무드라

담즙이 급성적으로 잘 생성되지 않을 때에는 무쿨라(Mukula) 무드라(새 주둥이 모습)가 뛰어난 효과를 낸다. 무쿨라 무드라를 수행하면 그 순간 담즙을 가장 필요로 하는 몸 부위에 에너지가 전달된다.

- 네 손가락 끝을 엄지손가락 끝에 맞댄다. 모아진 손가락들의 끝 부분을 통증이 있는 몸 부위로 가져다 댄다. 이 자세를 하루에 5분씩 서너 차례 수행하면서, 때로 통증이 있는 부위 주위를 손가락 끝으로 원을 그리며 마사지한다.

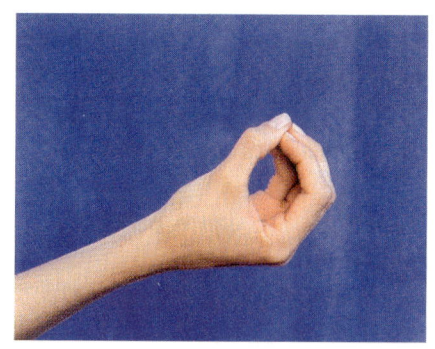

무쿨라(Mukula, 새 주둥이) 무드라는 담낭 질환에 효과가 있는 것으로 밝혀졌다.

- 간이나 담낭 부위에 통증이 있는 경우에는 왼손을 가슴뼈 끝 밑에 대고 오른손으로 오른쪽 갈비뼈 아랫부분을 위에서 아래로 20~25번 빠르게 쓸어 준다. 그러면 막혔던 담낭이 곧 풀린다. 때때로 에너지

가 흐르기 시작하면서 다시 경련성의 통증이 잠깐 찾아오기도 한다.
- 답답한 감정을 의식하고 풀어내야 하는 점을 잊지 말아야 한다. 크고 분명하게 소리를 질러 줌으로써 막힌 감정을 밖으로 쏟아내도록 하고 너그러운 마음을 갖는 법을 수행한다.

성(性) 질환

성 기관과 관련된 질환은 항상 의사의 처치를 받아야만 한다. 가벼운 증상이 나타났을 때나, 혹은 의사의 처방을 보조하기 위한 방법으로 자연요법을 사용하는 것이 좋다.

남성에게 나타나는 성 질환

나이가 어느 정도 든 남성에게 전립선이 커지는 현상이 자주 나타나는데, 이런 경우 소변을 보는 동안 통증이 따른다. 전립선에서는 액체가 분비되어 정자가 움직일 수 있게 해 주며 동시에 질 안의 산성 환경으로부터 정자를 보호한다.

> **알고 있었나요?**
>
> 민들레꽃 30~35개에 35% 알코올 농도의 술 한 병을 부어 민들레꽃술을 담아 4주간 숙성시킨다. 기름진 음식이나 다른 소화되기 어려운 음식을 먹어 위가 묵직할 때 작은 잔으로 한 잔 마신다.

성 활동이 줄어들면 이 액체가 모두 밖으로 나가지 못하고 전립선에 쌓이게 되는데, 시간이 지나면서 이 쌓인 액체 때문에 전립선이 커지는 것이다.

나이가 든 남성에게도 성 활동이 매우 중요하게 여겨지는 아랍문화권의 중년 남자들에게는 이런 현상이 드물게 나타나며, 성기능이 부족한 남자들에게서는 매우 일찍 나타난다.

- 이러한 경우에는 호박씨를 주원료로 한 자연요법 약제를 이용하면 좋은데, 이런 약제들은 새 조직을 만들어 주는 효과를 낸다.
- 심리적인 면에서는 자신의 성적 욕구에 보다 충실해야 한다. 나이든 사람들의 성 행위 또한 자연스러운 인간 활동이다.
- 신체정신의학적인 성 불능의 경우 최면 치료가 매우 효과가 있는 것으로 나타났다. 성 불능의 근본문제를 해결하고 자신감을 높여 주면 다시 성기능이 활발해질 수 있다.

여성에게 나타나는 성 질환

남성보다도 여성들이 성 기관 질환을 훨씬 많이 앓고 있는데, 그것은 여성의 질이 매우 민감해서 약간의 이상이 생기더라도 쉽게 칸디다균에 감염(진균성 질환)되기 때문이다.

- 병이 생기면 초기에 주입식 월경 도구(탐폰)에 자연 요구르트나 응유 치즈를 발라 넣어 주면 좋다.
- 과일 식초를 이용해 뒷물을 하면 질 내의 산성 환경을 안정적으로 유지시켜 주기 때문에 좋다.
- 물 한 잔에 찻숟갈 2술의 과일 식초를 넣어 하루 두 번씩 마시면 장에 있는 균들을 없앨 수 있다.
- 매일 찾아오는 월경통은 부담이 될 뿐만 아니라 고통스럽기까지 하다. 아랫배가 땅기는 정도에서부터 근육이 경직되거나, 심지어 두통이 찾아오기까지 한다. 여성이라면 누구라도 한 번쯤은 경험해 보았을 것이다. 월경 때에 심한 우울증세가 찾아오기도 하는데, 이

때의 심한 우울증은 호르몬 에스트로겐이 급격하게 줄어들기 때문에 나타나는 현상이다.

- 월경이 시작되기 3일 전부터 맥주를, 그것도 되도록이면 알코올 없는 맥주를 매일 한 잔씩 마시면 우울증을 예방할 수 있다.

이것은 맥주에 에스트로겐 구성식의 화합물이 들어 있어, 에스트로겐이 감소했을 때 균형을 맞추어 줄 수 있기 때문이다.

> **알고 있었나요?**
>
> 칸디다균에 감염되었을 때 이용되는 비법으로는 뜨거운 물 작은 컵 한 컵에 캠퍼액(camphor)을 3~7방울 떨어뜨려 마시는 방법이 있다. 버짐이 놀라우리만치 빨리 사라진다.

남성과 여성을 위한 무드라

머리 중 관자놀이, 뒷목을 중심으로 뒤통수의 좌우 아랫부분, 귀 뒤쪽, 코뿌리(코와 이마가 맞닿는 부분) 좌우, 그리고 미간에서 아판 무드라(60쪽 참조)를 몇 분 동안씩 행한다.

> **알고 있었나요?**
>
> 태양 호흡은 실내에서도 할 수 있다. 태양의 열기는 호흡에 보다 많은 에너지를 전달하고, 에너지를 몸 전체로 흐르게 해 준다.

두통이 처음 시작될 때 물이나 차를 최소한 4잔 정도 마셔 주고, 다음 날에는 보통 때보다 1리터 이상 물을 계속 더 마셔 주어 손실된 피를 보충해 준다. 그리고 더 좋은 효과를 보기 위해서 물 무드라(60쪽 참조)를 같이 해 준다.

심한 경련성의 통증이 찾아오면 마하 사크랄 무드라(55쪽 참조)를 수행하는 것이 좋은데, 골반 내부 전체의 긴장이 풀어진다. '초' 자세(63쪽 참조)는 골반 내 기관에 좋은 영향을 미치며 골반 내 긴장을 풀어 주기도 한다.

> **태양 호흡**
>
> 몸을 길게 펴고 누워, 통증이 느껴지는 배 위에 두 손을 올려놓고 눈을 감는다. 태양이 위에서 자신을 비추면서 부드러운 온기를 퍼뜨리고 있다고 상상해 본다. 이제 이 태양의 온기가 호흡을 통해 몸 속으로, 특히 통증이 느껴지는 아랫배로 들어온다고 생각한다. 숨을 내쉬면서 그 통증을 밖으로 내보낸다. 그 다음 숨을 들이쉬면서 태양의 온기를 통증이 있던 자리에 채운다. 이렇게 호흡을 천천히 그리고 여유 있게 통증이 가실 때까지 한다.

치 질

치질은 큰창자의 정맥에 계속적으로 압력이 주어질 때 생기는 병이다. 이는 압력 때문에 정맥에서 피가 역류하는 것이 어려워지기 때문이다.

치질은 여성의 경우 임신 기간 동안에 자주 생긴다. 또 직업적으로 혹은 개인적으로 끊임없이 긴장 상태에 놓인 사람에게도 치질이 종종 나타난다.

치질이 생기면 골반 바닥이 긴장을 하는 것과 더불어 잠을 자는 동안 이를 가는 현상이 자주 나타나기도 한다. 턱 근육이 계속 긴장해 있어 흔히 말하듯 "이를 악물기 때문에" 이를 가는 것이다.

치질에 좋은 무드라

앞에서 설명한 마하 사크랄 무드라는 치질에도 좋은 효과를 낸다(55쪽 참조).

골반 바닥 조임 훈련

　마하 사크랄 무드라를 수행하는 이외에도 규칙적으로 골반 바닥 조임 훈련을 함으로써 대장의 긴장을 풀어 줄 수 있다.

- 단계별로 골반 바닥을 조이는데, 마치 변이 배출되지 못하도록 하는 것처럼 강하게 골반 바닥을 조이면서 동시에 이를 꽉 물어준다.

- 다음에는 턱 근육과 골반 바닥 근육을 동시에 단계적으로 늦추다가 완전히 느슨하게 해 준다.

- 이 훈련은 항문 괄약근이 약해서 변실금이 있는 사람에게도 좋다.

피부 질환

　우리 몸의 피부는 그 넓이가 18,000cm^2에 달하는, 몸에서 가장 큰 기관이라 할 수 있다. 피부는 내부 기관을 외부 환경과 구분시켜 줌으로써, 기관을 가려 주고 보호하는 역할을 한다.

　즉, 병원체가 몸 안으로 들어오는 것을 막아 주고, 수분이나 체온을 조절하며 햇빛으로부터 보호한다. 그 외에도 피부는 아주 중요한 인식 기관이다.

　피부에 있는 예민한 신경은 척수까지 이르는데, 그 수가 50만 개 이상에 달한다.

　여드름이나 기포 혹은 가려움증과 같은 신경성 피부병은 종종 우리 내부에서 공격성이 억압되어 있기 때문에 생기는 경우가 있다.

　가려움증은 피부 발진을 만들어 내고, 그럼으로써 다른 사람들이 가까이 오는 것을 방해하는데, 그런 의미에서 공격성을 표현하는 것이라

> **알고 있었나요?**
>
> 피부가 깨끗하지 못하고 염증이 생기면 응유나 크림, 꿀, 페퍼민트 기름을 섞어 만든 팩을 발라 주면 좋다. 응유 큰 수저 1, 크림 찻숟갈 1, 꿀 찻숟갈 1, 페퍼민트 기름 3방울을 잘 섞은 다음 피부에 바른 뒤 15분 동안 기다려 스며들게 한다. 피부 상태가 갑자기 많이 나빠졌을 때에는 매일 이 팩 마사지를 해 주는데, 보통의 경우에는 한 달에 한 번 하는 것으로 충분하다.

할 수 있다.

미관상 흉한 피부를 만지려고 하는 사람은 아무도 없을 것이다. 자기 내부의 공격성을 잘 처리하는 방법을 배우면 피부에 나타나는 이상현상이 대개는 빨리 사라진다.

아름다운 피부를 만드는 무드라

피부를 아름답고 건강하게 가꾸기 위해서는 여러 가지 요소를 생각해야만 한다. 그 중에서도 현재 자신이 처한 생활환경이 무엇보다 중요하다.

만약 억압된 공격성에 의해 피부가 깨끗한 상태를 유지하지 못하고 있다면, 우선 그 감정을 잘 풀어내는 방법을 배워야 한다. 여기에 무쉬티 무드라(34쪽 참조)가 도움이 된다.

피부의 예민함을 줄이고 성숙기 때 건강한 자아 가치 의식(자중감)을 발달시키기 위해서는 뿌리 카크라를 강화시켜 주는 것이 중요하다. 식물에서 뿌리는 힘의 근원이다.

건강한 잎과 꽃을 피우기 위해서는 건강하고 튼튼한 뿌리가 발달되어야 한다. 이와 마찬가지로 우리 인간도 생활에 굳게 뿌리를 내려야 하고, 정신적 뿌리 또한 강하게 만들어 주어야 한다.

이를 위해서 프리티비(Prithivi, 땅) 무드라를 수행한다. 프리티비 무드라는 피부와 털, 손톱, 건, 인대를 강하게 만들어 주며 후각을 발달시킨다.

프리티비 무드라

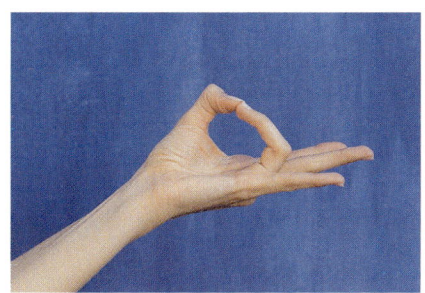

프리티비 무드라는 매끈한 피부로 만들어 준다.

- 엄지손가락 끝과 약손가락 끝을 맞대고 가볍게 눌러준다. 다른 손가락은 느슨하게 편다.

- 급성 피부병의 경우에는 프리티비 무드라를 매일 10분씩 여러 차례 수행한다.

심장 질환

심장은 가슴 한가운데에 위치하는 기관으로 온 몸에 피를 돌게 하며, 이를 통해 각 기관에 산소와 영양소를 전달하게 한다. 각 기관 세포들은 피 속에 녹아 있는 양분을 섭취하고 대신 이산화탄소를 내놓는다. 그러면 피는 세포에서 받은 이산화탄소를 폐로 이동시켜 호흡을 통해 밖으로 내보낸다.

심장은 관상맥관이라 불리는 서로 복잡하게 얽힌 실핏줄에 둘러싸여 있는데, 이들이 심장에 영양소를 공급한다.

그래서 이 관상맥관이 좁아지거나 변형되면 심장 근육에 영양소가 제대로 공급되지 못하게 되며, 결과적으로 심장 근육 세포들이 죽게 되고 심근경색이 생긴다.

동양에서는 심장 카크라를 인간 에너지 중심으로 이해하는데, 바로 심장에서 이성적인 사고(머리)와 감정적 인식(배)이 연결된다고 보는 것이다.

그에 반해 서양에서는 사실 심장에 그다지 관심을 기울이지 않았다.

> **알고 있었나요?**
>
> 신경성 심장 질환이 있는 사람에게는 비라사나 변형(Virasana Variation, 50쪽 참조)을 수행하면 또한 좋다. 비라사나 변형은 긴장하거나 경직됨으로써 발생하는 거의 모든 질환에 효과가 있다.

서양 세계에서는 머리, 즉 논리적 이성이 가장 중요하게 여겨지고 있다.

이러한 점에서 서양에서 심근경색이나 심장순환계 질환이 그야말로 국민병으로 자리잡고 있으며, 또한 사망원인 중 제1위를 차지하고 있는 것은 놀랄 일이 아니다.

사랑과 관심을 주지 않으면 심장은 메마르게 된다. 그렇다고 다른 사람의 관심이나 사랑이 꼭 필요한 것은 아니다. 자기 자신으로부터 받는 사랑과 관심이 무엇보다도 중요하다 하겠다.

자신을 사랑하는 사람이 남도 사랑할 줄 아는 법이다. 그럼에도 불구하고 바로 이 점을 많은 사람들이 실천하지 못하고 있다.

방송에서는 수많은 이상형의 인간 모습들이 등장하는데, 우리는 이런 모습에 맞추어 살지 못하고, 그에 따라 열등감만 갖게 된다. 심지어 어린아이들조차 과도한 능력을 요구하는 부모를 만족시키며 살아야 하고, 만약 이러한 요구를 달성하지 못하면 부모로부터 사랑을 받지 못한다.

이러한 생활 환경에 놓인 심장은 고통을 받고 경직된다. 동맥 경화나 기관지 천식을 앓는 환자들에게 이런 증상들이 주로 나타나긴 하지만, 극심한 감정적 부담을 갖는 사람들에게도 심장 질환이 생길 수 있다.

심장 박동 이상 현상을 겪는 환자들 중 80%가 몸과 마음의 문제를 동시에 안고 있는 사람들이다.

애정이 모자란 사람을 보고 흔히 가슴(심장)이 좁다고 말한다. 크고 넓은 심장을 가지고 있다는 것은 받아들이는 능력 뿐 아니라 주는 능력 모두를 가지고 있다는 것을 말한다.

그리고 심장이 약하다는 것은 마음의 상처를 쉽게 받고 동정심이 많다는 것이며, 단단한 심장을 가졌다는 것은 다른 사람이 접근하기 어렵다는 의미이다.

심장을 건강하게 하는 무드라

심장을 튼튼하게 하고 사랑을 향해 마음의 문을 여는 데 무드라는 어떤 도움을 줄 수 있을까? 이런 경우 모든 장애물을 극복한다는 코끼리 신을 의미하는 가네샤(Ganesha) 무드라가 큰 도움을 줄 수 있다.

가네샤 무드라는 심장 카크라를 활발하게 해 주고, 심장 근육을 튼튼하게 하며, 기관지를 넓혀 준다. 또 뻣뻣해진 호흡 보조 근육을 풀어주고 가슴을 열어 확대시켜 준다.

용기와 신뢰감, 자신감을 보다 쉽게 가질 수 있게 해 주며 외부에 대해 더욱 개방적일 수 있게 만들어 준다. 또한 불 원소를 활성화함으로써 생명 에너지를 강화시킨다.

가네샤 무드라

- 왼손 손바닥을 밖으로 향하게 하여 가슴 앞에 갖다 댄다. 두 손의 손가락을 모두 구부리고 오른손 손가락으로 왼손 손가락을 잡는다. 이때 두 손은 심장 카크라 높이로 든다.
- 편안하고 깊게 숨을 들이쉰다. 숨을 내쉬면서 두 손을 강하게 잡아당기고, 다시 숨을 들이쉬면서 잡은 두 손에서 힘을 빼고 느슨하게 한다.
- 이렇게 3번 숨을 들이쉬고 내쉰 뒤 손을 바꾼다. 이번에는 오른손

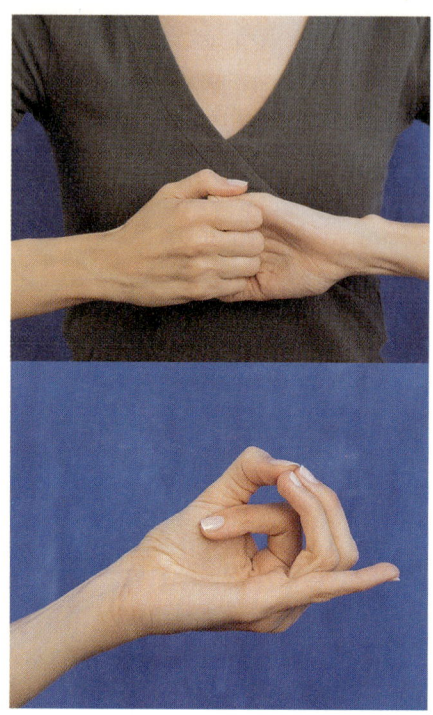

가네샤(Ganesha) 무드라(사진 위)와 아판 바유 무드라(사진 아래)를 수행하면 심장을 더욱 건강하게 유지할 수 있다.

손바닥이 밖을 향하게 하여 두 손을 잡는다.

- 다시 숨을 3차례 들이쉬고 내쉰 다음에 손바닥을 위 혹은 아래로 향하게 하여 지금까지와 같은 방법으로 반복한다.

- 이것이 다 끝나면 마지막으로 두 손을 느슨하게 하여 심장 카크라 위쪽에 위 아래로 나란히 놓는다. 이때 두 손바닥이 겹쳐지지 않도록 한다. 그런 다음 손바닥으로 느낄 수 있게 숨을 몇 번 들이쉬고 내쉰다.

아판 바유 무드라

급성 심장 발작에는 아판 바유(Apan-Vayu) 무드라가 도움이 된다. 심장발작의 첫 증상이 나타났을 때 아판 바유 무드라를 하면 흔히 사용하는 니트로 스프레이보다 더 **빠른 효과**를 볼 수 있다.

이 무드라는 생명구조자라는 이름으로 불리기도 하는데, 지금까지 많은 사람들이 이 무드라 수행을 하여 큰 효과를 보았다. 아판 바유 무드라는 항상 두 손을 이용해 수행해야 한다.

- 집게손가락을 무지구까지 이르도록 구부린다. 약손가락과 가운뎃손

가락의 끝을 엄지손가락 끝에 갖다 댄다. 이때 새끼손가락은 펴 준다.

심장 명상

- 자신이 아주 작은 도시에 있다고 상상한다. 주위는 온통 소란스럽고 수많은 사람들이 스쳐지나간다. 아무도 자신을 바라보지도 않고 관심을 주지도 않는다. 소외감이 찾아온다.
- 자신의 심장을 찾아 본다. 이리 저리 거리를 지난다. 점차 커다란 소음이 줄기 시작하고, 길은 넓어지며 장애물이 없어진다. 주위는 온통 녹색이다. 나무들이 거리를 가득 메우고 있다. 이제 시내에서 빠져 나와 심장의 내부 모습을 생각하면서 따라가 본다. 도시 앞쪽에 놓여 있는 아름다운 들판으로 들어선다. 들판을 따라 걸어가며 주위 풍경을 관찰한다. 무엇인가가 자신의 눈길을 끈다. 그곳이 있는 방향으로 가 본다. 바로 그곳에 자신의 심장이 보인다.
- 심장을 손에 들고 유심히 관찰해 본다. 건강하고 생명력이 있어 보이는가, 무엇인가가 부족해 보이는가, 심장이 필요로 하는 것이 무엇인지 알아본다. 심장에게 직접 물어보거나, 아니면 심장이 무엇을 원하는지 마음으로 직접 느껴본다. 심장이 원하는 바를 들어 주고, 심장 안으로 자신의 사랑이 흘러들어가게 한다. 그리고 자신의 심장이 얼마나 생명력을 얻고 강해지는지 느껴본다.
- 심장을 가슴 가운데 내려놓고 마음을 집중하면서 잠시 그곳에 머무른다. 그런 다음 조용히 제자리로 돌아온다.

면역성 감퇴

우리 몸의 면역체계는 고도로 전문화된 저항 시스템이라 할 수 있다. 면역체계는 저항세포, 즉 항체를 만들어 소위 항원이라 불리는 이물질이나 해로운 물질에 대해 대항하게 한다.

> **알고 있었나요?**
>
> 면역성이 약해졌을 때에는 올바르게 영양을 섭취하는 것이 특히 중요하다. 아연이 많이 들어 있는 채소(양배추, 아스파라거스, 옥수수, 콩과식물, 양파)나 비타민 C가 많이 들어 있는 신선한 과일이 이상적이다.

항원과 항체는 마치 자물쇠와 열쇠의 관계와 같다.

아주 특별하게 만들어진 항체만이 항원에 대항하고 항원을 처치할 수 있다. 일반적으로 유기체는 이물질과 처음 접촉을 했을 때 자기 안에 기억세포를 만드는데, 이물질이 다시 들어오는 경우 바로 이 기억세포가 재빨리 항체를 만들어 대항한다.

수면 부족이나 스트레스, 운동 부족, 편중된 영양 섭취 등이 면역체계를 약하게 하는 요인들이다. 몸에 필요한 비타민이나 무기질을 음식을 통해 섭취할 수 없을 때에는-오늘날 이런 경우가 대부분인데-음식 대용물을 이용해서라도 섭취해야 한다.

이때 자연 비타민 종합제나 무기질 종합제를 선택하는 것이 중요하다. 자연 비타민 종합제나 무기질 종합제는 서로 잘 조화되어 효과를 나타내며 몸에서 더욱 잘 흡수되고 효과적으로 이용되기 때문이다. 신선한 공기를 마시며 운동을 하거나, 찬물 혹은 미지근한 물로 크나이프식 수욕을 하고, 규칙적으로 긴장을 풀어주면 면역체계를 건강하게 유지할 수 있다.

> **알고 있었나요?**
>
> 요가 훈련을 하면서 긍정 언명의 형식을 여러 번 반복하게 되는데, 긍정적인 내용을 말로 직접 표현하는 행위는 요가에서 중요한 의미를 갖고 있다. 이를 통해 집중력을 향상시킬 수 있을 뿐만 아니라, 표현이 담고 있는 내용을 잠재의식에 보다 더 깊게 인식시킬 수 있다.

면역체계를 강화시켜 주는 무드라

면역체계를 강화시켜 주는 데에는 브

라마라(Bhramara, 벌) 무드라가 좋다. 이 무드라는 인도의 사원춤에 기원을 두고 있는데, 항상 두 손을 이용한다.

브라마라 무드라

- 집게손가락을 엄지손가락 뿌리를 향해 안쪽으로 구부리고 엄지손가락으로 가운뎃손가락 손톱 옆면을 부드럽게 누른다. 나머지 두 손가락은 편다.

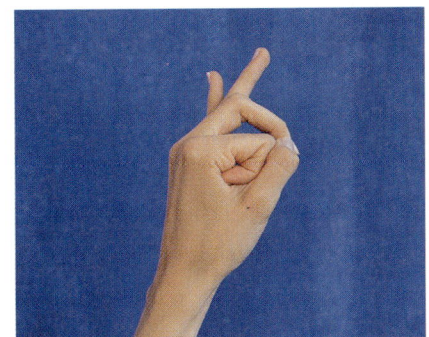

면역체계가 약해졌을 때에는 브라마라(Bhramara) 무드라를 훈련하면 좋다.

- 브라마라 무드라를 가능한 한 자주 수행한다. 매일 10분씩 3~5번 수행하면 면역체계를 안정되게 유지할 수 있다.

- 면역체계 기능에 이상이 생겨 알레르기를 앓고 있는 사람의 경우에는 브라마라 무드라를 다음의 빛 명상과 함께 한 번에 최소 20분 정도 수행하도록 한다.

브라마라 빛 명상

- 편안하게 앉거나 혹은 눕는다. 위에 설명된 브라마라 무드라 자세를 취한다.

- 우주로부터 환한 빛이 내려와 몸을 감싸고 있다고 상상해 본다. 빛이 마치 보호막처럼 자신을 둘러싸고 알레르기를 일으키는 물질로부터 보호해 준다. 빛을 들이마셔 본다.

- 이제 빛이 온 몸을 흐르는 피에 고루 퍼진다고 생각한다. 이 빛이

변형된 저항세포를 감싸고 분해해 내는 모습을 관찰한다. 알레르기로 인한 모든 문제로부터 벗어나게 되리라 기원해 본다.

- 사랑의 마음으로 현재 내 모습을 있는 그대로 받아들이겠다고 말해 본다.

불안

마음이 불안하고 신경이 날카로워져 있음에도 시간이 없어 밖에서 운동을 통해 이를 해소하지 못하는 경우에는(자전거를 타거나 혹은 조깅, 산책을 하면 좋다) 명상 수행과 몇 가지 무드라를 통해 불안감이나 날카로워진 신경을 진정시킬 수 있다.

마음이 불안할 때 좋은 무드라

아트만잘리(Atmanjali) 무드라는 내적 고요와 안정, 평화를 찾게 해 주어 조화와 평형감을 유지시켜 줌으로써 내면을 통일시켜 준다.

아트만잘리 무드라
- 편안한 자세로 앉는다. 원한다면 명상자세를 취해도 좋다.
- 기도할 때처럼 두 손바닥을 서로 맞대고 심장 카크라 높이로 들어 준다.

아트만잘리 무드라 강화
"평온해지자.", "털어버리자."라는 말을 연상하며 명상하면서 아트만잘리 무드라를 강화시켜 수행할 수 있다.

- 아트만잘리 무드라 자세로 앉는다.
- 내면의 눈을 미간 사이에 집중시킨다. 이렇게 함으로써 다른 생각들이 떠오르지 않게 할 수 있다.
- 배를 이용해 숨을 깊게 들이쉬면서 "평온"에 대해 명상한다.
- 고르고 길게 숨을 내쉬면서 "털어버리자"라는 말을 생각해 본다.
- 불안감이나 신경을 곤두세우게 하던 머리 속의 생각들이 잠잠해지고 긴장이 풀어지는 것을 느낄 수 있을 것이다.

샥티 무드라

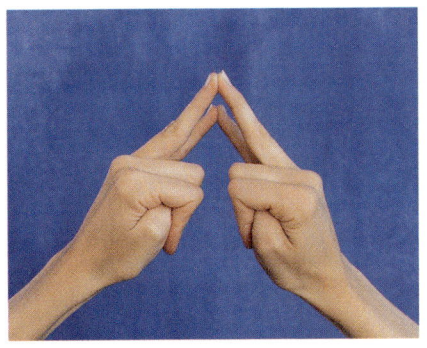

샥티(Shakti) 무드라는 내면을 평온하게 해 준다.

- 마음을 평온하게 해 주는 또 하나의 무드라로 샥티(Shakti) 무드라가 있는데, 이 무드라는 생명 에너지를 관장하는 신에게 봉헌하는 무드라이다.

샥티 무드라는 호흡을 더욱 깊게 해 주며 편안하고 쉽게 잠이 들 수 있게 해 준다.

- 엄지손가락을 손바닥에 구부리고 집게손가락과 가운뎃손가락을 그 위에 부드럽게 덮는다.
- 두 손의 약손가락과 새끼손가락을 서로 맞댄다.

알고 있었나요?

샥티 무드라는 너무 많이 하면 오히려 나른해질 수 있기 때문에 매일 10분씩 3회 정도만 하고 그 이상 수행하지 않는다.

두통

정신적 압박을 심하게 받아가며 살아가는 오늘날의 생활환경에서 자신의 몸을 항상 바로 지키기란 쉬운 일이 아니다. 늘 많은 것을 생각하면서 동시에 모든 것에 적응하며 살아가야 하기 때문에 우리 머리는 너무 많은 부하를 받고 있다.

> **알고 있었나요?**
> 중국 의학에서는 편두통 종류의 두통을 약기통(弱氣痛)이라고도 부른다. 이것은 머리에 에너지가 부족하다는 것을 뜻한다.

그래서 많은 사람들이 자기가 맡은 일에 너무 힘들어 하며 정상적인 사고 활동의 능력을 잃기도 한다. 자신이 부담하기에 너무 힘든 결정을 해야 할 때면 이성을 잃어버리기도 한다.

더군다나 가까이에 있는 사람들이 부담을 줄 때에는 정말 어떻게 해야 될 줄을 모르게 되고 만다. 머리에 충격을 받지 않았음에도 머리가 무겁고 윙윙거린다. 그렇기 때문에 오늘날 적지 않은 사람들이 만성 두통을 겪고 있다는 것은 그리 놀라운 일이 아니다. 생각이 많고 머리가 복잡하면 종종 잠을 잘 수가 없다. 이러한 경우를 위해 머리를 맑게 하는 무드라와 요가 종류가 있다.

이러한 수행을 통해서 자신이 처한 주위 환경에 다시 정상적으로 대응하면서 인식할 수 있게 된다. 스트레스를 줄일 수 있고, 그에 따라 즐거운 마음을 가질 수 있으며, 일상적으로 처리해야 하는 일을 잘 관리할 수 있다.

머리를 맑게 해 주는 무드라

먼저 시간을 관장하는 칼레스바라(Kalesvara) 신에게 바치는 무드라인 칼레스바라 무드라로 시작한다.

칼레스바라 무드라를 수행하면 시간이 어떤 위협이나 얽매임으로 다가오지 않고 평정이나 공간적인 넉넉함으로 다가오게 할 수 있다.

칼레스바라 무드라

- 두 손의 엄지손가락과 가운뎃손가락 끝을 서로 맞댄다.

- 서로 맞댄 두 손가락을 쭉 편 채 다른 손가락들은 두 번째 손가락 마디에서 구부려 부드럽게 마주 댄다.

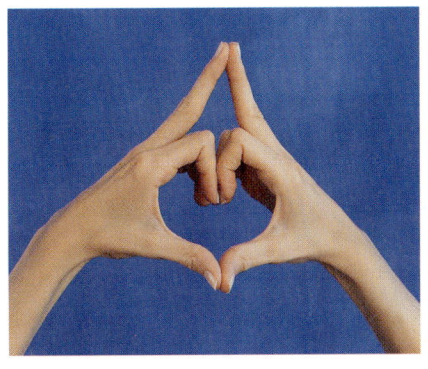

칼레스바라(Kalesvara) 무드라는 머리를 맑게 해 준다.

- 이렇게 손 자세를 취한 다음 팔꿈치를 옆으로 벌리고 '제 3의 눈'의 자리인 이마 높이로 손을 올려 준다. 호흡은 코로 숨을 들이쉬고 입으로 내쉰다.

- 눈을 감고 이마 카크라('제 3의 눈')에 내면의 눈을 고정시킴으로써 칼레스바라 무드라를 더욱 강도 있게 수행할 수 있다.

- 칼레스바라 무드라는 5~10분 동안 수행한다.

알고 있었나요?
두통에는 수많은 원인이 있다. 두통이 반복하여 찾아올 때에는 의사와 상담해야 한다.

프란 무드라 (변형)

머리가 복잡하여 정돈된 생각을 할 수 없을 때에는 프란 무드라(36쪽 참조)를 약간 변형하여 수행하면 좋다.

- 집게손가락과 가운뎃손가락을 편다. 엄지손가락으로 약손가락과

새끼손가락의 손톱을 부드럽게 눌러준다.

- 이 수행을 하면 좌우 뇌의 활동이 활발해지며 서로 조화를 이루게 된다. 읽기, 쓰기를 잘 하지 못하는 어린이들에게도 도움이 되는 무드라이다.

마하시르스 무드라

머리가 받는 부하가 너무 커서 생긴 두통은 마하시르스(Mahasirs) 무드라를 통해 약화시킬 수 있다.

- 약손가락을 무지구에 갖다 대고 새끼손가락을 편다. 그리고 엄지손가락으로 집게손가락과 가운뎃손가락 끝을 부드럽게 눌러 준다. 마하시르스 무드라를 하는 동안 배우자가 옆에서 도와 두통을 사라지게 할 수 있다.
- 등받이가 없는 의자에 앉는다. 배우자는 엄지손가락으로 척추가 시작되는 머리 아래 부분에서 시작하여 아래로 등을 쓸어내려 주는데, 이때 손가락에 약간 힘을 주어 누른다. 머리에서 통증을 밖으로 빼내듯이 등을 마사지한다.

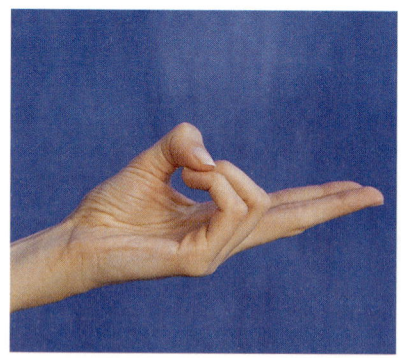 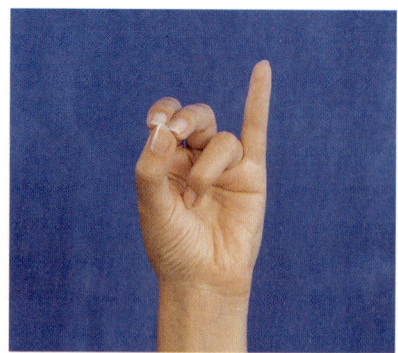

프란(Pran) 무드라의 변형(그림 왼쪽)과 마하시르스(Mahasirs) 무드라(그림 오른쪽)는 두통이 생겼을 때 하면 좋다.

- 두통이 어느 정도 사라질 때까지 계속 등을 쓸어 준다. 대체로 몇 분이 지나면 두통은 사라진다.

집중력 향상을 위한 무드라

집중력이 약할 때에는 라자(Raja) 요가 수행을 하면 좋다. 이 요가의 이름은 트라타카(Trataka)인데, 이 요가를 규칙적으로 수행하면 집중력이 매우 향상된다. 트라타카 수행 기술에는 여러 가지가 있는데, 다음에 설명하고 있는 방법이 제일 많이 이용하는 것이다.

- 조명이 어두운 곳에서 초를 하나 켜 눈높이에 맞춰 놓는다. 이때 초는 몸으로부터 팔 길이만큼 떼어 세워 놓는다. 자세를 바로 하고 앉아 눈을 감는다.

- 온 정신을 몸에 집중시키고 움직이지 말고 조용히 앉아 있는다. 트라타카 수행 동안 이 자세를 계속 유지하도록 한다.

- 눈을 뜨고 촛불의 가장 밝은 곳을 바라본다. 몇 번 수행을 하고 난 뒤에는 눈을 깜박이거나 눈길을 돌리지 않고 몇 분 동안 촛불을 응시할 수 있다. 온 신경을 촛불에만 집중시킨다. 몸에 대한 감각은 이제 모두 사라진다.

- 눈이 따가워지면 감는다.

- 긴장을 풀고 눈을 감은 뒤 촛불의 모습이 떠오르는 것을 느껴보도록 한다. 촛불의 모습이 희미해지면 다시 눈을 뜨고 촛불을 응시한다.

- 촛불을 바라보기가 불편한 경우에는 촛불 대신 작은 물건을 선택해서 수행한다. 이때 응시할 대상이 얼굴 크기에 비해 너무 크지 않은 것으로 고르는 것이 중요하다.

간 질환

간은 우리 몸에서 가장 큰 선(腺)이다. 간은 횡경막 바로 아래 오른쪽에 있는데, 우리 몸에서 여러 가지 역할을 맡고 있다. 우선 당을 전분으로, 탄수화물을 지방으로 변화시킴으로써 우리 몸에 에너지를 축적하고, 아미노산과 지방 구성성분으로부터 에너지를 만들어 낸다.

그뿐만 아니라 간은 새 아미노산을 만들어 낼 수도 있으며, 몸에서 만들어지는 부산물이나 외부에서 들어오는 독소 물질(예를 들어 의약품)을 분해하고 배출시킨다.

붉은 혈색소 헤모글로빈의 부산물인 빌리루빈(Bilirubin)도 담즙을 통해 밖으로 배출된다. 이 배출 과정에 이상이 생기면 황달 증세가 나타난다.

간세포는 담즙을 만들며, 이 담즙은 담즙관을 통해 담낭으로 들어가며, 담즙은 담낭에서 농축되어 저장되고, 필요에 따라 지방 분해를 위해 십이지장으로 보내진다.

몸에 무엇인가가 너무 많이 들어오면 항상 간에 이상이 생긴다. 예를 들어, 너무 많이 지방을 섭취하거나, 음식을 너무 많이 먹거나, 혹은 너무 많은 술을 마시거나, 의약품을 너무 많이 쓰면 간에 이상이 생긴다.

다시 말하면 간에 이상이 생기는 것은 몸 스스로 소화해 낼 수 있는 이상

알고 있었나요?

간 기능을 강화시키는 데에는 스웨덴 약초가 아주 좋은 효과를 낸다.
스웨덴 의사인 우르반 예르네(Urban Hjärne, 1641~1724) 박사와 잠스트(Samst) 박사에 의해 만들어진 스웨덴 혼합약초는 마른 상품으로 구할 수 있으며, 직접 알코올(브랜디)이나 물(물을 이용할 경우에는 오래 보관하는 것이 힘들다)로 우려낼 수 있다.
스웨덴 약초는 여러 가지로 이용할 수 있는데, 근육경직이나 염증이 생겼을 때, 또 피부가 깨끗하지 못할 때나 사마귀가 났을 때 약초를 이용해 찜질을 해주면 좋다.

의 것이 몸 안으로 들어왔다는 것을 의미한다. 이 점은 감정에 있어서도 마찬가지이다.

간에 좋은 무드라

간 기능을 활성화하는 데에는 64쪽에 나와 있는 무쿨라(Mukula) 무드라를 수행하면 좋다. 그리고 영양분 섭취와 활용, 배설을 위해서는 푸샨(Pushan) 무드라가 아주 좋다.

푸샨 무드라는 영양의 신 푸샨에게 바치는 무드라이다. 푸샨 무드라는 위와 장 전체의 긴장을 풀어주기 때문에 뱃속이 답답하거나 가스가 찰 때, 또 일반적인 메스꺼움이 생길 때 좋고, 눈 질환에도 좋은 효과를 낸다.

푸샨 무드라

푸샨 무드라에서는 두 손이 각기 다른 자세를 취한다.

- 오른손의 집게손가락과 가운뎃손가락 끝을 엄지손가락 끝에 갖다 댄다. 그리고 약손가락과 새끼손가락은 편다. 이 자세는 몸을 열어 에너지를 받아들이는 것을 상징한다.

- 왼손의 가운뎃손가락과 약손가락을 엄지손가락 끝에 갖다 댄다. 집게손가락과 새끼손가락은 편다. 이 자세는 에너지를 방출하는 것을 상징한다.

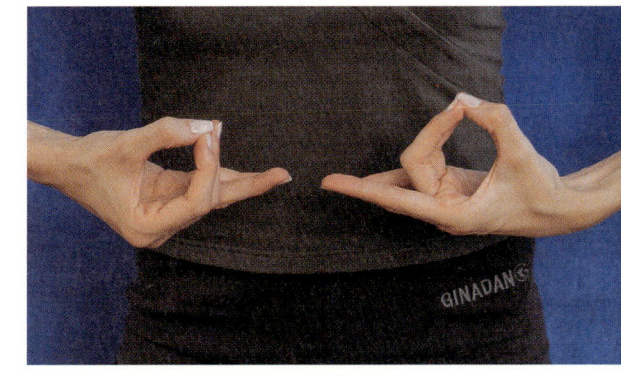

푸샨(Pushan) 무드라는 간 기능을 강화시켜 준다.

간에 좋은 요가

쉽게 배울 수 있고, 나이 든 사람들도 수행할 수 있는 요가로 배 부분을 마사지하여 그곳 기관의 기능을 활성화시켜 주는 요가 종류가 있다. 또한 부대 효과로 인대나 근육을 이완시켜 주고, 그럼으로써 몸의 운동능력을 크게 해 주기도 한다.

이런 요가 종류로는 앉은 자세로 몸통 굽히기 요가가 있다. 이 요가를 매일 수행할 것을 권하는데, 이를 통해 배 부위의 기관과 근육이 강해지며 소화와 배설이 촉진되고, 골반 부위와 척추가 이완되며, 전체 신경체계와 심장, 신장이 강해지고, 몸에서 더욱 활기를 느낄 수 있게 된다.

> **알고 있었나요?**
> 요가는 스트레칭을 할 때와 마찬가지로 갑작스럽게 자세를 취하거나 바꾸어서는 안 되며, 또한 힘을 써서 강제적으로 해서는 절대 안 된다. 시간을 갖고 천천히 진행하도록 한다. 그러면 점차 몸의 움직임이 유연해지는 것을 느낄 것이다.

- 다리를 쭉 뻗은 채로 몸을 바로 세워 앉는다.
- 두 팔을 머리 위로 들어 뒤로 약간 젖힌다. 척추 마디만큼 조금씩 천천히 앞으로 몸을 굽힌다. 충분히 앞으로 몸을 굽혀 주었다고 생각되면 손으로 다리를 잡는다. 다리에 통증이 오기 전까지만 몸을 굽힌다.
- 몸을 조금 더 앞으로 굽힐 수 있도록 팔꿈치를 밖을 향해 구부린다. 등을 쭉 펴고 머리를 아래에 둔 채로 이 자세를 유지하며 3번 호흡한다.
- 천천히 몸을 일으킨다. 같은 과정을 2번 더 한다.
- 수행을 할수록 몸을 앞으로 더욱 깊이 숙일 수 있게 되고, 다리 대신 발을 잡을 수 있게 된다. 인대나 근이 이완되면서 무릎을 구부러

지지 않게 눌러 주고 다리를 쭉 펼 수 있게 될 것이다.

- 갑작스럽게 몸을 움직이지 말아야 한다. 잘못하면 근육이 너무 늘어나는 수가 있다. 아직은 뻣뻣한 등을 천천히 앞으로 당겨주는 것이 좋다. 규칙적으로 이 요가를 하다 보면 얼마나 빨리 몸이 유연해지는지 경험하게 될 것이다.

위장 질환

위에서는 음식물을 분해하고 소화시키는 염산을 가진 소화액이 만들어지는데, 이 소화액은 자율신경에 속하는 미주신경에 의해 조절된다.

미주신경에 이상이 생기면 산이 너무 적게 만들어지거나 혹은 너무 많이 만들어지는데, 산이 너무 적게 만들어지면 위에서 음식물을 잘 소화하지 못하여 위가 무거운 느낌이 든다.

그리고 산이 너무 많이 만들어지면 위산과다증이 생긴다. 산이 많아져서 위가 쓰리거나, 트림이 많이 나고 울렁거리며 가스가 차는 증상이 나타나면 위염이 생긴 것이다. 음식이 위에 들어와 소화액이 만들어지기 시작하면 위장 벽을 산으로부터 보호하는 위장 점막의 상처가 생긴 부위에서 통증이 느껴지게 된다.

위염이 만성적으로 오래 가면 위장 벽을 더 이상 보호할 수 없게 되어 위궤양으로 발전한다. 말하자면 위가 자기 스스로를 소화시키는 경우가 발생하는 것이다. 상태가 더욱 진전되면 피가 나기도 하고 위벽에 구멍이 나 생명이 위험할 수 있다. 이러한 위 질환은 십이지장에서도 똑같이 발생할 수 있는데, 이는 십이지장이 위장 끝 부분과 바로 연결되어 있어 많은 위산이 십이지장으로 흐르기 때문이다.

> **심리적 위산 조절 방법**
> - 먼저 긴장을 푼 다음, 자신이 위산을 조절하는 신체 기관 안에 들어와 있다고 상상한다. 그리고 조절판, 또는 위산 조절 프로그램이 실행되는 컴퓨터가 앞에 놓여 있다고 생각하면서 위산 생산 수치를 가장 낮게 조정한다. 그래픽 그림을 연상하면서 위산이 줄어들고 있는 모습을 떠올려 본다. 조정 단추를 이용한 조정 위치를 확실히 해 기억해 두거나, 또는 컴퓨터에 저장한다.
> - 원하던 결과가 나타날 때까지 며칠 동안 같은 수행을 반복한다. 심리적 요인으로 인해 심장에 이상이 생겼던 우리 병원의 환자들에게 이 방법을 이용해 치료한 적이 있다.

위장 질환의 원인

위염은 그 대부분이 박테리아성 병원체인 헬리코박터 필로리에 의해 발생한다. 그러나 거의 모든 경우에 심리적 조건이 함께 따른다.

마음 속의 화를 계속 억누르고 있거나 혹은 다른 사람으로부터 기대하는 지지나 도움, 관심 등이 채워지지 않을 때 위장은 매우 강한 반응을 보인다.

신생아들은 수유과정을 통해 사랑을 받아들인다. 젖을 받아먹으면서 어머니의 존재와 안전함을 느끼는 것이다.

속담에 음식을 잘해야 사랑을 받는다는 말이 있는데, 다 의미가 있는 말이다. 어른 세계에서는 정성을 다하여 준비한 음식을 누군가 함께 먹음으로써 서로에게서 편안한 느낌을 받는다.

그런데 많은 사람들이 신생아 때의 욕구를 오랜 시간이 지나도록 지니고 있는 경우가 있는데, 이 욕구는 신생아 때만큼 채워질 수가 없다.

이러한 욕구를 계속 지니고 있으면, 음식이 들어올 것을 늘 기대하여 위장에서는 계속 산이 만들어지고, 그 결과 만성적으로 산이 만들어지게 되며 결국 위궤양이 생긴다.

> **알고 있었나요?**
> 긴장 푸는 방법을 잘 익히면 이를 통해 위산이 너무 많이 만들어지지 않게 할 수 있다.

마음 속의 화를 계속 억누르고 있는 경우에도 위장에서 산이 너무 많이 만들어진다. 쌓인 화를 소화시키기 위해서이다.

일상생활에서 우리가 흔히 쓰고 있는 "그 일을 우선 소화시키고 봐야겠다."는 표현도 감정적인 문제를 어떻게든 처리해야만 된다는 의미이다.

그런데 이런 경우 위에는 실제 소화시켜야 할 물질이 없기 때문에 이미 만들어진 위산은 위장점막을 공격하게 된다.

이때 약간의 음식을 먹음으로써 산이 위에 미치는 나쁜 영향을 줄여 줄 수 있지만, 이미 위는 화로 꽉 채워져 있기 때문에 음식을 받아들이지 않는다.

세계보건기구로부터 위촉받아 행해진 한 조사 결과를 보면 오늘날에는 신생아조차 위산과다증을 갖고 태어난다고 한다.

헨리 티체(Herny, G. Tietze)는 자신의 책 〈태중의 비밀〉에서 태어나면서부터 위궤양 증상을 보이던 한 신생아에 대해 쓰고 있다. 태중의 아기들도 어머니가 갖는 스트레스나, 공포감, 화에 대해 위산과다 증세로 반응한다고 한다.

특히 임신기간 동안 어머니가 아이를 거부하는 경우 특히 이런 증상이 많이 나타나는데, 아이는 태어난 이후에도 끊임없이 감정적인 허기를 느끼게 되는 것이다.

건강한 위장을 만들어 주는 무드라

어떠한 경우에든 자신의 감정을 바로 인식하고 잘 받아들이는 것이 필요하다. 억눌려진 화는 밖으로 표현해야만 하고, 어머니로부터 거부당한 사랑에 대해서는 용서로 대응해야 한다.

자신의 감정을 책임의식을 갖고, 그리고 정직하게 다룰 수 있을 때 위장 질환은 치료될 수 있으며, 그때야 비로소 명상이나 대화, 무드라가 치료에 도움이 될 수 있다.

위장 질환에 이용되는 가정용 약제

집에서 직접 만들어 위염에 이용하는 약제로 가장 좋은 것은 치료용 흙이다. 이 미세한 황토는 세 단계로 구분되어 내-외복용으로 이용되는데, 위산을 조절해 준다. 즉, 위산이 너무 적게 나올 때에는 산 생성을 촉진시켜 주고, 너무 많이 만들어질 때에는 그것을 줄여 준다. 무엇보다 치료제 흙을 아침과 저녁으로 오랫동안 꾸준히 복용하는 것이 중요하다. 그렇게 하면 속이 쓰리거나 더부룩할 때 먹는 알루미늄 성분의 위장약을 더 이상 먹지 않아도 될 것이다. 치료용 흙은 이러한 효과 이외에도 장을 깨끗하게 하고 장 활동을 촉진시켜 주기도 한다.

루드라 무드라

우주의 에너지 요소 중 땅을 의미하는 루드라(Rudra) 무드라는 우리 몸 기관 중에서 위, 비장, 췌장을 강화시켜 준다. 루드라 무드라는 또한 인간과 땅의 연계성을 활성화함으로써 인간이 자신의 삶에서 마주치는 일에 직시할 수 있는 능력을 키워준다.

- 엄지손가락과 집게손가락, 그리고 새끼손가락 끝을 함께 맞댄다.

약손가락과 가운뎃손가락은 편다.

- 이 자세를 하루 5분씩 여러 번 수행하는데, 이때 손은 윗배 앞쪽에 둔다.

위장 질환에는 루드라(Rudra) 무드라가 좋은 효과를 낸다.

- 수행을 마칠 때에는 손을 위장 위에 몇 분 동안 대고 의식적으로 호흡이 그쪽으로 향하게 한다. 그리고 숨을 내쉴 때에는 답답한 느낌이 위에서 빠져나가고 있다고 상상한다.

신경 질환

알고 있었나요?

치료용 흙은 위산과다의 경우뿐만 아니라 여드름이나 습진 등 모든 피부병에도 효과가 있는 것으로 검증되었다.

신경체계는 우리 몸 기관의 기능을 조절한다. 따라서 이 신경체계가 잘 움직여야 비로소 모든 몸 기관들이 서로 조화롭게 기능하며, 그에 따라 우리의 삶도 조화를 이룰 수 있다.

그런데 신경체계의 기능은 호르몬성 신경 전달 물질이 혈관으로 옮겨짐으로써 순식간에 발휘된다. 그뿐만 아니라 우리는 신경체계의 기능을 통해 자극을 인식하며, 그 자극에 대해 올바르고 빠르게 반응할 수 있다.

다시 말하면 우리는 신경체계를 통해서 우리 환경을 의식하고, 인식된 자극을 주위 환경과의 관련 속에서 해석하며, 거기에 적절하게 대응할 수 있는 것이다.

예를 들면, 예견하고 반응을 하기도 하고(팔을 올리는 행동 등), 혹은 자동적으로 반응을 하기도 한다(반사작용, 또는 아드레날린과 같은 호르몬 배출 활동 등).

자율 신경 체계

자율 신경 체계는 호흡, 소화, 신진대사와 같이 생명과 직접 관계된 기능을 관장한다.

정신 신체 의학적인 질병에는 항상 자율신경이 관련되어 있다. 자율 신경 기능이 손상되고 그로부터 무의식적으로 이루어지는 몸 기관의 기능에 이상이 생기면 질병이 찾아온다.

자율 신경 중에는 교감신경이 있는데, 우리가 환경에 반응을 하며 살아가는 데 필수적인 에너지 활성화를 관장하는 것이 바로 이 교감신경이다.

또한 우리 몸이 위험 상황에 처했을 때 부신에서 스트레스 호르몬인 아드레날린을 만들게 하는 것도 교감신경이다.

교감신경은 심장 박동과 호흡을 빠르게 하고, 소화 작용을 늦춰주며, 그렇게 함으로써 몸 안에 보다 많은 에너지와 힘을 마련하여 위험 상황에 대처하게 해 준다.

따라서 스트레스가 오래 지속되면 혈압이 올라가고, 심장 박동에 이상이 생기며 소화 작용이나 신진대사에 문제가 생긴다.

교감신경과 반대작용을 하는 자율신경으로는 부교감신경이 있다. 교감신경에 반해 이 부교감신경은 완전 독립적으로 기능하는 신경이다.

> **알고 있었나요?**
> 오랫동안 심장 질환이나 위장 통증이 있거나 설사를 하는 경우에는 반드시 의사와 상담해야 한다. 문제가 자율 신경 체계에서 비롯되는 것인지 혹은 몸 기관에 이상이 있는 것인지는 의사만이 판단할 수 있다.

그리고 부교감신경 섬유는 대개 다른 신경섬유와 나란히 자리잡고 있다. 이 부교감신경 중에서도 제일 중요한 것이 제10뇌신경(미주신경)인데, 이 신경은 식도, 폐, 심장, 위, 소화영역과 연결되어 있다.

부교감신경은 에너지의 저장과 회복을 담당하며, 호흡과 심장 박동을 느리게 하고, 혈압을 낮추며 장 활동과 선 활동을 촉진한다.

신경체계 이상 증상과 요인

스트레스를 받거나 감정적으로 너무 압박을 받으면 자율 신경 체계에 바로 이상현상이 나타난다. 그런데 이 자율 신경 체계 이상현상이란 인간 종류만큼이나 다양하다.

할라사나(쟁기) 요가

할라사나 요가는 신경체계를 강화시키고 갑상선 기능을 촉진시키며 몸의 각 기관과 뇌에 피가 잘 흐르도록 해 준다. 또한 근육과 인대를 이완시켜 몸에 에너지가 잘 흐르도록 하고 활력을 불어넣어 준다.

- 바닥에 누워 손바닥이 바닥을 향하게 놓는다. 다리를 '초' 자세로 올리면서 천천히 머리 위로 가져가 수직으로 세운다. 이때 손가락으로 몸을 지탱한다. 다음에는 다리를 가능한 한 많이 벌려주는데, 할 수 있다면 다리가 바닥에 닿을 때까지 벌린다.

- 이 자세로 몇 번 호흡을 한다. 다음에는 무릎을 굽히면서 원래의 자세로 돌아온다. 다리에서 힘을 빼고 가볍게 세워 앉는다. 머리에서 힘을 빼고 머리를 무릎 사이로 잠시 갖다 댄다.

이 '쟁기' 요가 수행을 며칠 동안 한 후에야 몸의 모든 근육과 인대가 완전히 이완되기도 하는데, 규칙적으로 수행을 하면 생각보다 쉽게 목표를 이룰 수 있다. 아침보다 저녁에 수행하기가 쉬운 때가 종종 있다.

> **알고 있었나요?**
>
> 경추(목등뼈)에 이상이 있는 경우에는 "쟁기" 요가 수행을 해서는 안 된다.

신경이 떨리거나 근육이 떨리기도 하고, 설사, 심장 질환, 혈압 이상, 위장 통증, 청각 장애가 일어나기도 하며 심지어 어지럼증이 생기거나 갑작스럽게 순환계에 이상이 생기는 등 많은 증상들이 나타날 수 있다.

몸에 이상이 있는데도 불구하고 의사의 진단 결과 기관에 아무 이상이 없는 경우에는 현재 자신의 생활환경을 잘 관찰하면서 무엇으로부터 스트레스를 받는지 생각해 보아야 한다.

과로나 과도한 책임, 성과에 대한 압박감들도 원인이 될 수 있고, 불안감이나 외로움과 같은 감정적인 스트레스도 원인이 될 수 있다.

신경에 좋은 무드라

모든 요가 호흡법에는 신경체계가 균형 있게 기능하도록 만들어 주는 효과가 있다. 따라서 한 가지 요가법을 골라 매일 여러 차례, 최소 10분 이상 수행하는 것이 좋다.

이 책에 소개된 무드라도 모두 신경체계에 좋은 효과를 보인다. 중요한 것은 해당 몸 기관을 촉진시켜야 하는지 진정시켜야 하는지를 정확히 알아야 하고, 그에 따라 알맞은 무드라를 선택해 수행해야 한다.

명상에 좋은 무드라

디아니(Dhyani) 무드라(침잠하는 모습)는 전통적인 명상 무드라 중의 하나이다. 이 무드라는 외부 세계로부터 벗어나 내면의 고요함으로 들어갈 수 있게 해 준다.

디아니 무드라

- 가부좌로 앉아 두 손으로 바가지 모양을 만들어 다리 위에 올린다. 이때 왼손이 오른손 위에 오도록 하고, 엄지손가락을 들어 서로 맞댄다. 그러면 손잡이 있는 바가지 모양이 만들어진다.

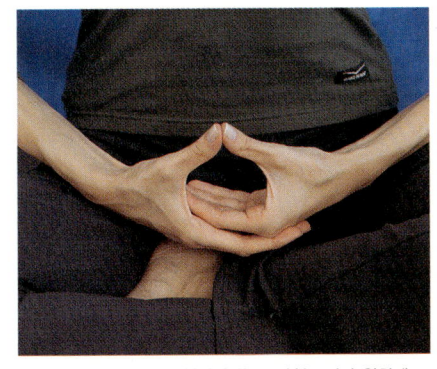

디아니(Dhyani) 무드라(침잠하는 모습)는 긴장 완화에 도움이 된다.

- 눈을 감고 미간에 정신을 집중한다. 이렇게 함으로써 다른 생각이 들지 않게 되며 쉽게 침잠할 수 있다. 호흡에 신경을 쓰면서 다른 생각을 쫓아내고 명상이 끊이지 않도록 한다.

- 만트라를 하면 명상을 더욱 잘 할 수 있다. 예를 들어 '옴'을 생각하면서 정신을 한 곳으로 모을 수도 있고, 혹은 '고요-평화'와 같은 자기만의 만트라를 만들어 이용할 수 있다.

  숨을 들이쉬면서 '고요'를 생각하고, 숨을 내쉬면서 '평화'를 생각한다. 이렇게 하면서 자기의식을 정해둔 목표에 집중한다.

신장 질환

신장은 등을 중심으로 양 쪽에 하나씩 있는 쌍기관이다. 신장은 우리 몸에서 오줌 성분이나 요산(尿酸), 크레아틴, 신진대사를 통해 만들어지는 부산물들을 피에서 걸러 주는 일을 한다. 이런 물질은 신장에서 만들어진 암모니아와 결합되어 오줌을 통해 밖으로 나간다.

또한 간에서 배출된 독소성분이나 약품 잔여물도 대부분 신장을 통해 밖으로 내보내진다.

신장 기능에 이상이 생기면 이런 물질들이 피 속에 쌓여 독성분으로 작용하는데, 생명에 위험을 주기도 한다. 따라서 신장이 일부 기능밖에 발휘하지 못하거나 혹은 완전히 자기 기능을 하지 못할 때에는 피를 정화시켜 줄 수 있는 알맞은 인공신장을 달아주어야 한다(혈액투석작용).

하지만 인공신장은 건강한 신장이 하는 기능을 모두 해내지 못할 뿐만 아니라 몸에 반드시 필요한 나트륨염까지도 여과한다. 무기질이 손실될 때에는 고농도 무기질 의약품을 섭취하여 다시 균형을 맞추어 줄 수 있다. 그러나 신장 기능을 잃은 환자들 중에는 신장 이식을 통해서만 생명을 유지할 수 있는 경우가 종종 있다.

신장 기능 보강

따라서 자신의 신장을 잘 살펴보고 그 기능에 이상이 생기지 않도록 하는 것이 중요하다. 이를 위해 제일 중요한 것은, 적어도 매일 2리터 이상 물을 마셔줌으로써 신장과 연결된 모든 관에서의 유체 흐름이 잘 이루어지도록 하고 암모니아염이 쌓이지 않도록 해야 하는 점이다.

알고 있었나요?

무는 신장 결석 및 기타 신장 질환 예방을 위해 오래 전부터 사용되어 온 민간요법 재료이다. 무는 황산 성질을 갖고 있는 겨자기름과 함께 이용되어 치료효과를 발휘한다.

신장 결석이 생기면 그리 심한 통증이 생기지는 않으나 신장 기능이 완전히 손실되는 결과까지 낳을 수도 있다.

다음으로는 등을 항상 따뜻하게 해주어야 한다. 젊은 사람들은 등을 내놓은 채로 자전거나 오토바이 타기를 즐기는데 아무 것도 입지 않은 등에 찬바람이 닿으면 신우(腎盂), 신반(腎盤)가 차지고 그에 따라 신장에 이상이 생길 위험이 크다.

그렇기 때문에 신장과 관련된 통증을 한번 느껴본 사람이라면 앞으로 등을 따뜻하게 해 주는 데 더욱 신경을 써야 한다.

박테리아성 방광염을 앓고 있는 경우에는 요도를 통해 염증이 옮겨질 위험도 있다. 따라서 방광염을 앓는 경우에는 항생제를 써야 하는 경우가 종종 있는데, 항생제는 박테리아를 빨리 제거하고 질병이 퍼지지 않게 해 준다.

신장과 심리

정신신체학적 관점에서 보면 신장 질환은 가까운 사이의 남녀 관계에 문제가 있다는 것을 말해준다. 쌍기관인 신장은 두 사람 관계에서 기필코 피해 왔던 문제들에 대해 관심을 둘 것을 지시한다.

신사(腎砂)는 두 사람 관계에 모래같이 껄끄러운 상황이 진행되고 있다는 것이며, 신장 결석은 많은 일들이 해결되지 못하고 쌓여 있다는 의미이다(마치 몸 밖으로 이미 배출되어야 했던 물질들이 돌이 되어 몸 안에 있듯이). 신장 결석은 환자가 몸을 더욱 많이 움직여야만 밖으로 내보낼 수 있다. 생활에서 잘 풀지 못하고 막혀 있는 것들을 해소하기 위해서 외부 활동을 촉진해야 되는 것이다.

단백질 손실과 관련된 질환이 생기는 경우 환자는 파트너와의 관계에서 발생된 문제에 파트너가 얼마나 책임이 있는지 인식하지 못하고 단지 자신에게만 질환의 원인이 있다고 생각한다. 두 사람 관계에서 발생하는 문제들을 통해 환자는 삶에 필수불가결한 발전 잠재성을 잃어버리고, 이것이 단백질 손실이라는 신체의 언어로 표현되는 것이다.

신장 질환의 치료에서는 우선 몸을 따뜻하게 해야 하며, 긴장을 풀어

주는 약을 복용하고, 물을 많이 마셔야 한다.

이러한 조치를 보아도 알 수 있듯이 두 사람 사이의 문제는 따뜻한 마음과 애정을 통해, 그리고 자신의 인성을 확대하고 개방시킴으로써, 또 관계가 다시 원만하게 유지될 수 있도록 새로운 동력을 만들어 줌으로써 해결할 수 있다.

건강한 신장을 위한 무드라

마카라(Makara) 무드라는 신장의 에너지를 활성화함으로써 우리 몸에 힘이 돌게 하고 저장된 에너지를 활성화한다. 마카라 무드라를 하루 10분 정도까지 매일 3번씩 수행하면 자신감과 안정감을 얻을 수 있다. 마카라 무드라는 감정적인 면에서 신장 기능을 지원한다.

마카라 무드라는 인도의 신화에 나오는 마카라라는 악어에서 따온 이름이다. 이 악어는 자신감을 품고 조용히 기다리다가 순식간에 자기의 온 힘을 발휘해 목표물을 사냥하는 동물로, 그 이름에는 잠재된 힘과 인내의 뜻이 들어 있다.

마카라 무드라

- 왼손바닥을 오른손바닥 위에 올려놓고, 오른손 엄지손가락을 왼손의 새끼손가락과 약손가락 사이에 끼운다. 엄지손가락이 왼손바닥에 놓여지는 곳이 신장에 해당되는 부분인데, 이곳을 부드럽게 누른다.

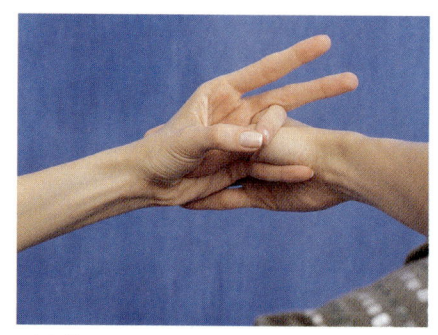

마카라(Makara) 무드라는 신장 기능을 향상시킨다.

- 왼손 엄지손가락과 약손가락 끝을 맞댄다. 이 자세를 통해 땅의 에너지를 활성화시키고 힘과 자신감을 몸에 불어넣는다.

- 급성 신장 질환이 있는 경우에는 마카라 무드라를 다음과 같이 변화시켜 수행한다. 마카라 무드라 기본자세를 4분간 유지한 후에 왼손 엄지손가락을 약손가락에서 새끼손가락 끝으로 옮긴다. 이 자세는 우주의 에너지 요소 중 물을 강하게 해 준다.

귀 질환과 귀울림

특히 초등학교 입학 전의 아이들에게 귀 질환이 자주 찾아온다.

코와 귀를 연결하는 구씨관(유스타키오관)은 감기가 들면 아주 쉽게 막히는데, 이런 경우 양파를 귀에 올려놓으면 좋은 효과를 볼 수 있다.

알고 있었나요?

귀에 질병이 생겼을 때에는 모든 파 종류와 양파를 이용하는 것이 좋은데, 이들에는 항박테리아성 성분이 들어 있어 질환이 생긴 귀 부위에 효과를 낸다.

또한 양파를 조그맣게 잘라 접시에 담아 방 안에 두면 자는 동안 막힌 코가 뚫린다. 물론 양파 냄새가 너무 강해 불쾌할 수 있다.

귀는 우리가 살아가는 데 아주 중요한 감각기관이다. 거리에서 들리는 경계의 신호음이라든가 전화벨 소리, 혹은 판매원의 말소리, 친구들과의 대화소리 등 청각기관이 없이는 이 모두를 인식하기 어려우며, 인식 자체가 거의 불가능한 때도 있다.

청각장애자들의 경우에는 수화로 얘기할 수 있는 사람이 드물기 때문에 많은 불편이 따르며, 말하는 사람이 아주 분명하게 발음을 하지 않는 이상 청각장애자들이 그들의 입술을 읽기란 또한 힘들다.

몸이 원하는 것이 무엇인지 알아야 한다

청각이 점점 나빠질 때에는 자신이 듣기 싫어하는 것이 대체 무엇인지 스스로에게 물어봐야 한다. 혹은 자신이 개입하고 싶지 않은 일이 무엇인지, 어떤 말이나 소리가 자신에게 부담이 되는지 알아보아야 한다.

혹시 직장생활이나 부부생활에서 생활의 변화를 미처 받아들일 준비가 되어 있지 않기 때문에 그에 대해 듣는 것조차 싫게 되는 대화상황이 계속 반복되고 있지는 않은가?

너무 부담이 된다면 주저하지 말고 자신의 의사를 표현해야 한다. 편안한 소리 분위기를 만들고, 자신의 청각기능에 주의를 기울여야 한다.

귀울림에 좋은 무드라

귀울림 증상이 나타날 때에는 긴장을 푸는 것이 아주 중요하다. 그런데 많은 귀울림 환자들이 몸이 보내주는 신호에 별로 신경을 쓰지 않고 있다. 귀울림은 모든 일을 느긋하게 하고 자신에게 보다 주의를 기울이라는 경계 신호와 같은 것이다. 귀울림 증상이 나타날 때에는 몇 가지 무드라를 조합하여 수행하면 좋다.

귀울림 증상이 나타나면 우선 긴장 완화 무드라(118쪽 참조)를 하고, 다음에는 크세파나(Ksepana) 무드라(떨쳐버리기 자세, 117쪽 참조)를, 마지막으로 슈냐(Shunya) 무드라(101쪽 참조)를 수행한다. 각 무드라를 적어도 5분 동안 수행한다.

청각을 좋게 하는 무드라

하늘을 뜻하는 슈냐(Shunya) 무드라를 수행하면 청각이 좋아지고 귀 질환을 치료할 수 있다.

인도의 무드라 전문가인 케샤브 데브(Keshav Dev)는 귀 질환이나 청각에 문제가 있는 환자들에게 이 무드라를 이용하여 좋은 효과를 보았다고 한다. 그는 몇 달에 걸친 명상 기간 동안 외부의 소음으로부터 자신을 차단시키기 위해 스스로 소 무드라를 변형시켜 수행함으로써 청력을 줄이고, 명상 기간이 끝난 다음 하늘(슈냐) 무드라를 규칙적으로 이용하여 청력을 되찾았다고 한다.

슈냐 무드라

- 가운뎃손가락을 구부려 무지구에까지 오도록 한다.
- 엄지손가락으로 가운뎃손가락을 가볍게 눌러 준다.
- 급성 귀 질환이 있는 경우 슈냐 무드라를 하루에 여러 차례 두 손을 모두 이용하여 수행한다.

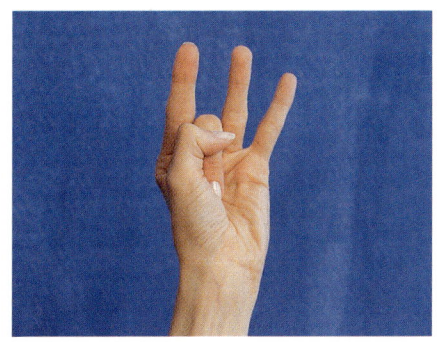

슈냐(Shunya) 무드라(하늘 무드라)는 청각 기능을 향상시킨다.

류머티즘 질환

류머티즘이란 우리 몸의 운동기관에 생기는 여러 종류의 질환을 말한다. 이 많은 질환의 공통점은 결합조직, 즉 근이나 연골, 인대, 근육, 뼈에 이상이 생기는 것이다.

류머티즘성 통증에는 또한 공통적인 징후가 나타나는데, 운동기관에 통증이 생기며 따라서 움직임이 제한된다.

국제 류머티즘 학회가 규정한 구분에 따르면 류머티즘성 질환은 여러 형태의 그룹으로 나뉜다. 염증성 류머티즘에는 류머티즘 열, 만성 다발성 관절염, 척추 관절염과 같이 염증에 의해 결합조직이 변형되는 모든 질환이 포함되며, 퇴행성 류머티즘에는 염증성 증상 없이 결합조직이 변형되는 모든 류머티즘성 질환이 포함된다. 이것은 관절염의 대표적인 한 형태로서, 연골이나 뼈의 소모성 상해, 근이나 인대, 추간판의 손상, 조직의 퇴행이 일어나면서 통증이 생기고 움직임이 제한된다.

세 번째 형태로는 연부조직 류머티즘이 있는데, 퇴행성 증상과 염증성 증상이 복합적으로 나타나는 형태이다. 연부조직 류머티즘은 반사성 경직이나 오부하(誤負荷) 또는 추위에 의해 생기며, 점액낭염, 근육 류머티즘, 테니스 엘보가 이 형태에 속한다.

의학적 처치법

류머티즘성 질환의 원인은 수많은 자원을 들여 연구를 하고 있음에도 불구하고 정확하게 밝혀지지 않고 있다. 따라서 의학적 처치방법으로는 단지 약품 사용을 통해 통증을 줄이거나 염증을 더 이상 진행되지 않게 하는 정도이다. 그리고 물리치료를 함께 해 줌으로써 현 상태를 유지할 수 있고, 운동능력을 향상시켜 줄 수 있다.

샌디에이고 국제 클리닉은 10년 이상의 연구 실험을 통해 류머티즘성 질환의 원인 치료에 획기적인 장을 열었다. 렌 샌즈(Len Sands) 박사의 지휘 아래 이루어진 연구 결과 관절 내에 생

알고 있었나요?

관절염 류머티즘 질환에는 대부분 찢는 듯한 아픔이나 갈라지는 듯한 아픔이 따른다. 특히 비를 맞거나 바람을 쐬는 경우, 혹은 몸이 차가워졌을 때와 같이 차가운 기운에 의해 통증이 발생한다.

긴 면역체계 이상을 멈추게 하는 의약품이 발명된 것이다. 면역체계에 이상이 생기기 때문에 일반 염증에서 볼 수 있는 붓는 현상이나 붉어지는 현상이 나타나지 않으면서 관절에 염증이 진행되는 것이라 한다.

류머티즘성 질환이 생기면 무엇보다도 신진대사를 통해 생긴 부산물을 규칙적으로 몸 밖으로 내보내는 것이 중요하다. 이를 위해 3개월마다 해독 치료를 받는 것이 좋고, 가능하면 고기나 소시지 종류를 적게 먹는 것이 좋다. 이런 종류의 음식물에는 아질산염이 많이 들어 있어 이것이 관절에 쌓이기 때문이다. 신진대사를 통해 나오는 부산물이나 독소를 몸에서 빠져나가게 하기 위해서는 매일 많은 물을 마시는 것이 좋다.

류머티즘 질환과 심리

정신 신체 의학 분야에서는 50년이 넘게 류머티즘 환자를 그 공통된 특성과 행동구조를 기준으로 새롭게 분류하여 연구해 왔다. 모든 연구에서 계속적으로 밝혀진 결과에 따르면, 다발성 관절염 환자에게는 완벽주의나 과도한 결벽주의, 과도한 자기 희생 정신과 남에 대한 배려를 동반하는 마조히즘적 우울증, 극단적인 도덕적 행동 양식과 우울증적 마음 상태 등이 특성으로 나타나고 있다.

억압된 공격성은 자기 면역 과정에 영향을 미침에 따라 관절을 파괴하며, 자기 몸에 대항하여 작용한다. 류머티즘성 질환이 생겨 움직임에 제한을 받으면서, 그리고 심하게는 움직이지 못할 정도의 상태로 빠지면서 과도한 외부적 활동이나 남을 위한 자기 희생 활동에 변화가 생기게 되는 것이다.

류머티즘성 질환이 생기면 자신이 견뎌야 하는 그 통증이 정말 누구를 위한 것인지를 생각해 보고 어떤 이유로 그런 통증을 겪어야만 하

> **알고 있었나요?**
> 연조직 류머티즘의 경우 아보카도, 콩, 씨, 견과류 등에 들어 있는 식물성 비포화 지방산이 염증과 통증을 막아주는 효과를 낸다.

는지 생각해 보아야 할 것이다.

정신 신체 의학 관점에서 보면 신진대사를 통해 생기는 부산물이나 몸의 독소는 우리 몸이 처리하고 싶지 않은 물질들이다.

류머티즘 환자에게 신체·물리적 방식으로 단식을 권하는데, 단식을 통해 우리 몸이 다른 영양 섭취 방식을 선택하게 되고, 그 영양 섭취 방식에서 배출되는 물질들을 처리할 수 있게 된다. 몸이 이러한 기능을 원활히 수행하게 되면 그것이 정신에까지 영향을 미쳐 심리적 활동 또한 활발해진다. 따라서 단식은 명상과 함께 진행하면 그 효과가 아주 높아진다.

류머티즘 질환에 좋은 무드라

류머티즘 질환에는 수라비(Surabhi) 무드라(소 무드라; 40쪽 참조)가 좋은 효과를 나타낸다는 것이 증명되었다. 수라비 무드라를 매일 3번씩 15분 동안 수행한다.

배통(背痛)

등은 우리 감정이 여러 형태로 저장되는 곳이다. 사람은 몸 자세만을 보고도 지금까지 살아오면서 이전에(어린 시절이나 청소년기에) 어떤 감정을 가졌었고, 또 현재 어떤 감정이 지배하고 있는지를 알 수 있다.

이루어지지 못한 소망이나 억압된 두려움, 분노 등은 척추의 여러 부분에 쌓인다. 시간이 지나면서 이 척추부분은 처리하지 못한 감정의

적재소가 되는데, 어느 순간 이런 감정들을 더 이상 쌓아 두지 못할 단계에 이르면 몸의 다른 기관들이 이 일을 떠맡게 된다.

신체운동학적 심리 치료 방식을 살펴보면 간은 화를, 신장은 두려움을, 담낭은 소외감을, 갑상선은 비하감을, 폐는 만성적 근심 걱정을 처리하는 기관임을 알 수 있다.

> **알고 있었나요?**
>
> 규칙적이고 목적의식적으로 수행을 하여 근육과 인대를 강화시키고 늘여 주어야 한다. 등과 배 근육이 약하면 몸을 똑바로 지탱할 수 없다. 그리고 일단 몸 자세가 나빠지면 통증을 피할 수 없게 된다.

스트레스와 억압된 두려움

등 아랫부분이 갑자기 심하게 경직되면서 좌골신경에 나타나는 나쁜 증상은 갑작스런 스트레스를 받기 때문에 생기는데, 종종 억눌려진 두려움이 요인이 되기도 한다.

이런 증상으로 인해 몸을 움직일 수 없게 되면서 당사자는 자신을 두렵게 하거나 지나치게 에너지를 요구하는 의무나 업무로부터 해방된다. "등이 너무 아파 더 이상 할 수 없어."라고 하며 할 수 없이 휴식을 취하게 되게 되는 것이다.

어깨가 둥근 사람은 계속 자신에게 주어지는 압박에 대항할 수 없기 때문에 거기에 순응하는 타입이다. 그리고 구부정한 척추와 뻣뻣한 목 등의 체형은 억눌림과 굴욕, 두려움을 받고 있는 상황을 분명히 드러내 주는 모습이다.

통증으로 나타나는 보호기제

직장에서 관리직에 있는 사람이나, 어린 나이에 아이를 키우고 있는 여성들, 그리고 집안에 환자가 있어 돌봐야 하는 가족들은 특히 어깨 부위에 통증을 느끼며, 어깨 근육이 아주 경직되거나 딱딱해진다. 자신이 맡기에는 너무 무거운 짐을 어깨에 짊어져야 하기 때문이다.

그런 압박을 받으면서 어깨를 위로 치켜올리게 되고, 그로 인해 목등이 뻣뻣해지는데, 이는 일종의 자기 몸을 보호하기 위한 방식이다. 이 모습은 날씨가 나빠지거나 추워질 때에 새들에게서 흔히 볼 수 있는 자세이기도 하다.

낯선 개에게 쫓기는 양들은 얼마간 달려 도망을 치다가 죽은 것처럼 몸을 완전히 뻣뻣하게 만들고는 누워버린다. 이러한 반사반응은 계속되는 공격으로부터 자신을 보호하기 위해서이다.

그런데 사람들 역시 쇼크나 혹은 고통스러운 다른 종류의 일(강도의 습격이나 강간 등)과 같은 갑작스러운 사건을 경험하게 되면 이들 동물처럼 죽음의 반응을 보인다.

즉, 내적으로 경직되고, 그것이 신체에 그대로 표현된다. "저 남자는 자기 부인이 죽은 뒤로 아예 굳어버린 것 같다."라는 표현은, 부인이 죽고 없는 상황에 대한 공포가 너무 커서 자기 무의식이 다른 감각을 완전히 마비시켰다는 것을 말해 준다. 감각이 없는 사람은 반응할 필요가 없기 때문이다.

아무 것도 인식하지 못하게 됨으로써 충격을 만들어 낸 상황을 의식 밖으로 성공적으로 몰아낼 수 있는 것이다. 일단 이렇게 근육과 영혼이 경직되면 곧 악순환이 시작된다.

생화학자이자 생리학자인 이다 롤프(Ida Rolf)는 수년간에 걸쳐 근조직과 결합조직을 연구한 끝에 척추에 단단히 뭉쳐져 있는 감정을 풀어낼 수 있는 운동기술과 마사지 기술을 고안해 냈다.

이 방법을 통해 환자가 자신의 굳어진 감정으로부터 탈출할 때에는 종종 심하게 눈물을 쏟는 경우가 있기도 하다. 그리고 나면 다시 자신의 감정에 순응할 수 있게 된다.

등에 좋은 무드라

등에 통증을 일으키는 요인은 아주 많다. 따라서 먼저 통증을 일으키는 상황을 제거하는 데 적당한 무드라를 찾는 것이 중요하다. 예를 들어 정원 일이나 몸에 익숙하지 않은 일(이사를 하면서 가구를 옮기는 일 등)을 통해 등이 너무 큰 부하를 받게 되는 상황일 때는 등에 새로운 에너지를 공급해야 한다.

등이 갖고 있는 에너지가 고갈된 셈이니 다시 충전시켜 주어야 하는 것이다.

등은 지나친 압력에 대해 통증으로 맞섬으로써 더 많은 부하가 계속되지 않게 하려고 한다.

알고 있었나요?
무드라 효과는 즉시 나타나지 않는다. 많은 무드라가 규칙적으로 오래 훈련을 해야만 그 효과가 나타난다.

만약에 등에 저장된 감정이 너무 커서 감당할 수 없을 정도가 되었을 때에는 이를 털어내기 위해 긴장을 풀어주어야만 한다.

등 무드라

등을 위한 무드라는 스스로 만들어 수행할 수 있다. 우주의 요소인 공기와 땅을 결합시켜 에너지의 흐름을 상징하는 무드라를 만들어 수행하면 에너지가 척추를 따라 흐르게 할 수 있다.

이 무드라에서는 엄지손가락 가장자리와 손목 부위에 해당하는 척추의 반사지역을 부드럽게 눌러 줌으로써 척추를 강하게 만들어 줄 수

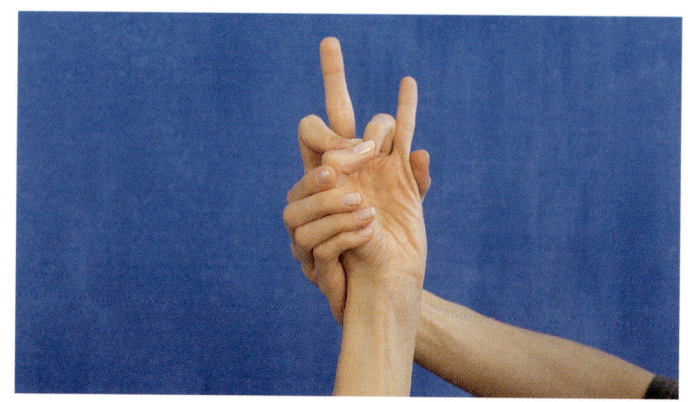

등 무드라는 척추의 긴장을 풀어주면서 강화시켜 준다.

있으며, 그 밖에도 몸의 긴장을 완전히 풀어줄 수 있다.

또한 이 등 무드라를 수행하면 금방 호흡이 깊어지고 등이 바로 세워지는 것을 느낄 수 있을 것이다.

- 왼손 엄지손가락 끝을 집게손가락과 약손가락 끝에 맞댄다. 오른손 엄지손가락은 왼손의 등(새끼손가락 방향의 손 가장자리)에 올려놓고 나머지 손가락을 왼손 엄지손가락 가장자리에 갖다 댄다.
- 네 손가락으로 왼손 엄지손가락 가장자리를 부드럽게 눌러 준다.
- 편안함이 느껴지는 한 계속, 그리고 종종 이 등 무드라를 수행한다.

수면 장애

불면증 때문에 시달리는 사람들이 아주 많다. 하루 동안 힘들게 일을 했는데도 잠이 오지 않으면서 몸은 지칠 대로 지쳐 파김치가 되어 있다. 그렇게 피곤하고 지쳤음에도 불구하고 도대체 잠을 잘 수가 없고 건강하고 상쾌한 생활을 누릴 수가 없다. 그뿐인가. 다음날에는 다시 새로운 과업이 위협하며 다가온다. 많은 사람들이 잠을 잘 수 없는 것을 알기 때문에 밤이 되는 것을 두려워 한다.

저녁 시간을 새롭게 꾸민다

밤에 잠을 잘 잘 수 없는 사람들은 저녁 시간에 하는 일을 완전히 새롭게 꾸며보도록 한다.

- 저녁을 먹고 난 후 텔레비전을 끈다. 머리와 감정의 곳간에 무엇인가를 더 채워놓지 않기 위해서는 중요한 일이다.

- 날씨에 상관없이 30분 동안 산책을 하거나 운동을 한다. 일 주일에 적어도 3일은 반드시 밖으로 나가 신선한 공기를 마시도록 한다. 운동을 하건 산책을 하건 중요한 것은 몸 전체에 완전한 통풍이 이루어졌다고 느껴져야만 한다는 것이다.

    알고 있었나요?
    수면장애에는 코페아(Coffea)나 디지톡신(Digitoxicum)을 이용하는 동종(유사)요법이 효과가 있으며, 이와 더불어 아우라 빛내기(124쪽 참조)를 해 주면 신경과민을 줄일 수 있다.

    운동이나 산책 후에 미지근한 물로 샤워를 하거나 따뜻한 물로 잠깐 목욕을 한다(최장 5분).

- 낮 동안에 있었던 일들이 계속 머리를 스치는 경우, 혹은 머리 속에서 계획을 세우거나 대화가 진행되는 경우, 이 모두가 잠이 들지 못하는 원인인데, 그러한 현상에 스스로를 익숙하게 만들어 샤워나 목욕 후 잠깐 동안 그런 생각들을 메모하거나 테이프에 녹음해 둔다.

    그렇게 함으로써 그 모든 것을 머리 밖으로 내보낼 수도 있으며, 동시에 완전히 잊지 않고 나중에 다시 기억해 낼 수 있다.

잠을 잘 잘 수 있게 해 주는 무드라

샥티 무드라(79쪽 참조)는 긴장을 풀어주고 잠을 잘 들게 해 주는데, 침대에서도 수행할 수 있다.

인후성 질환

우리는 "화를 삼키다."라는 말이나 "화가 나서 목의 핏줄이 섰다."라는 말 등 감정과 연관된 수많은 표현들을 찾아볼 수 있다. "삼켜 넘기지 못한다."는 말은 일상 표현에서 어떤 상황을 참아내지 못한다는 의미이며, 문제를 처리할 능력이 없다는 뜻이기도 하다.

목이 빨갛게 변하고 붓는 증상이 나타나는 여러 가지 인후성 질환이 생기면 소위 "목까지 꽉 막힌" 상태가 된다. 이런 질환이 생기면서 문제의 상황을 한 걸음 물러나 바라볼 수 있게 되는데, 이렇게 불가피하게 얻은 "거리 두기"를 통해 심리적인 여유를 찾게 되고, 그렇지 않았다면 지나치고 넘어갈 수도 있었을 해결 방안을 찾을 수 있다.

알고 있었나요?

목 통증은 감기에 걸리거나 유행성 독감 감염증세가 나타날 때, 혹은 진짜 독감이 걸렸을 때 자주 나타나는 증상으로, 이런 때에는 항상 의사의 상담을 받아야 한다.

인후에 좋은 무드라

샹크(Shankh) 무드라(고둥 무드라)는 의식(儀式)적 성격을 담고 있는 전통 무드라들 중의 하나이다. 고둥은 아침에 사원의 문을 열 때 부는 도구였다. 샹크 무드라를 수행하면 목이 열리고 공기와 소리가 원래대로 자유로이 드나들 수 있게 된다.

샹크 무드라

- 왼손 엄지손가락을 오른손 네 손가락으로 감싸 쥔다. 오른손 엄지손가락은 쭉 편 왼손 가운뎃손가락에 맞댄다. 왼손의 나머지 손가락들은 가운뎃손가락에 붙여 느슨하게 펴 준다. 이렇게 손 자세를 취하면 고둥 모양이 된다.

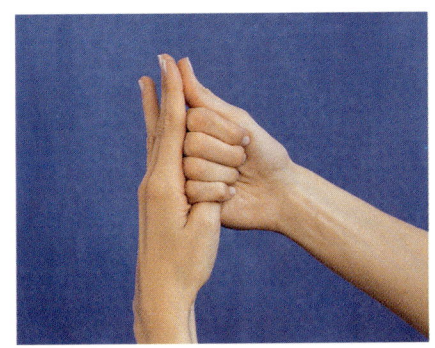
인후성 질환에는 샹크(고둥) 무드라가 좋다.

- 샹크 무드라 자세를 취하면서 손을 목 카크라 위치에 두면 그 효과가 특히 커진다. 샹크 무드라를 최소한 하루 3번 10분 동안 수행한다. 횟수를 더 많이 할 수도 있고, 시간을 더 길게 할 수도 있다.

- 목에 통증이 오기 시작할 때에 만트라 '옴'을 함께 외워 주면 목의 통증이 아주 빠르게 사라진다. 만트라 '옴'을 외우면 성대가 있는 경부가 떨리는데, 이를 통해 혈액 순환이 좋아지며 성대가 부드러워지고, 목에 생긴 가래 또한 풀어진다.

  만트라 '옴'을 최소한 15분 동안 외워주면 경부의 울림이 몸 속 깊은 곳까지 닿으며, 깊고 꽉 찬 소리가 나게 된다. 이 깊은 울림은 몸 속 기관을 마사지해 주기 때문에 다른 종류의 질환에도 좋은 효과를 낼 뿐만 아니라 몸을 맑게 해 주고, 몸과 정신의 긴장을 풀어 주기도 한다.

목등 경직 풀기

목등이 경직되거나 목등뼈(경추, 頸椎)가 뒤틀리는 증상 또한 이곳

> **알고 있었나요?**
> 목운동은 갑작스럽거나 너무 급하게 해서는 절대 안 된다. 잘못하면 어지럼증이 생길 수 있다.

에서 감정이 받아들여지지 않고 있다는 것을 의미한다. 목이 뻣뻣해지는 현상은 우리가 한 가지 일에만 집중해 있어 다른 것들을 인식하지 못한다는 것을 말해 준다.

목등뼈가 뒤틀리는 것은 자신이 품고 있는 두려움이나 죄의식을 스스로 인정하지 못하고 있다는 것을 뜻한다. 분노를 억누르는 경우나, 새로운 관점을 받아들이려는 의지가 거부되는 때에도 목등뼈에 뒤틀림이 생긴다. "목이 뻣뻣할 정도로 고집이 세다"라는 표현 또한 바로 여기에 그 뿌리를 두고 있다.

목등에 이상이 생겼을 때에는 곡식을 채운 베개로 목등 부위를 따뜻하게 해 주면 좋다. 그리고 마사지 롤러로 천천히 부드럽게 마사지를 해 준다.

- 먼저 머리를 앞뒤로, 다음에는 좌우로 움직인다. 다음에는 크게 원을 그리며 10번 머리를 돌려준다. 처음에는 시계 방향으로, 다음에는 시계 반대 방향으로 돌린다.
- 목도리를 이용해 목을 따뜻하게 한다.

발작적 어지럼증

늘 어지럼증이 있는 사람은 다음의 무드라와 요가 수행을 한 뒤, 배(背) 명상을 계속 해 줌으로써 균형감각을 강화시키고 어지럼증을 차차 줄여갈 수 있다.

어지럼증에 좋은 무드라

프리티비(Prithivi) 무드라(71쪽 참조)는 피부와 체모를 강하게 해 줄 뿐만 아니라, 뿌리 카크라를 활성화시켜 줌으로써 균형감각 또한 강화시킨다. 프리티비 무드라를 매일 수행하도록 한다.

균형감각을 강화시키는 '나무' 요가

균형감각을 강화시키기 위해서는 '나무' 요가를 프리티비 무드라와 연결시켜 매일 아침 잠자리에서 일어난 직후 수행하도록 한다.

- 두 발을 붙이고 선다.
- 두 팔을 옆으로 뻗고, 손은 프리티비 무드라 자세를 취한다.
- 오른쪽 다리를 굽히고 발을 무릎 높이로 올려 왼쪽 다리 허벅지에 댄다. 이때 오른쪽 무릎은 옆을 향한다. 균형 있고 안정되게 서 있을 수 있으면 두 손을 머리 위로 뻗는다. 이때 눈은 위를 바라보면서 조용하고 깊게 배로 호흡한다.
- 가능한 한 조용히 이 자세로 오래 서 있도록 하는데, 적어도 다섯 번 호흡을 할 때까지 서 있도록 하며, 그 다음에 천천히 다리와 손을 내린다.
- 이번에는 왼발을 이용하여 똑같은 수행을 반복한다.
- 각 발을 이용하여 두 번씩 반복한다.
- 배(背) 명상으로 수행을 마친다.

> **알고 있었나요?**
> 통증이 따르는 관절염이나 류머티즘에 의해 관절에 변형이 생기는 경우 나무(Baum) 무드라를 수행할 때에는 아주 조심스럽게 해 주어야 한다.

> **배(背) 명상**
> - 발바닥으로부터 뿌리가 나와 땅 속으로 자란다고 상상하면서, 자신이 땅과 연결되어 있는 모습을 그린다. 그리고 땅으로부터 물과 영양분을 섭취한다고 생각한다.
> - 아주 천천히 두 팔을 위로 뻗는다. 자신의 가지와 잎들 위로 햇볕이 내리쬐고 있는 모습을 그려본다.
> - 이런 상상을 하며 몇 분 동안 명상에 잠긴다.

전두동(前頭洞) – 상악동(上顎洞)염

인간도 다른 모든 포유류처럼 처음에는 네 발로 기는 동물이었다. 네 발로 기는 생활을 하면 코에서 나오는 분비물이 자연스럽게 밑으로 흐른다. 그런데 직립생활을 하면 코 분비물이 흐르는 곳이 너무 높은 곳에 있게 되는 단점이 뒤따르기 때문에 코 분비물을 밖으로 내보내기 위해 코로 숨을 쉬는 노력을 해야 한다.

이 코 분비물이 제때 밖으로 배출되지 못하면 코가 막히고, 분비물이 흐르는 관을 통해 점액이 밖으로 나오지 못하면 비강염(鼻腔炎), 즉 전두동염이나 상악동염이 생긴다.

이 염증은 특히 강한 통증을 일으키는데 대개 항생제로 치료한다. 비강염이 시작되는 단계에서는 카밀레 증기욕을 하고, 민간요법 약제인 유파토리움(Eupatorium), 루파(Luffa), 칼륨 비크로미쿰(Kalium bicromicum)을 이용하여 치료한다.

그 외에도 코 세척(128쪽 참조)을 해 주면 좋은 효과를 볼 수 있다. 더불어 점액이 녹도록 물을 많이 마셔 준다.

비강과 심리

비강염과 관련된 심리적 요소들 또한 일상적인 언어 표현에서 많이 찾아볼 수 있다.

예를 들어, 가까이 하기 싫은 사람에 대해 "냄새 맡기도 싫다."라든지, 어떤 사람이나 사물을 질릴 정도로 많이 겪었을 때를 비유해서 "코까지 꽉 찼다."고 하는 표현이 있다.

후각은 질병에 의해 그 기능이 많이 제한되기도 하며, 때로는 완전히 잃을 수도 있다. 비강염 증상을 통해 우리 몸 스스로가 몸에 공기가 잘 들고 나도록 해야 하는 필요성을 느끼게 된다.

> **알고 있었나요?**
>
> 신선한 닭을 이용해 닭죽을 끓인다(가슴살이나 날개, 다리를 이용). 잘게 썬 홍당무와 신선한 파슬리를 넣고 소금과 후추로 간을 한다. 닭죽은 가능하면 뜨거운 상태로 먹는다. 뜨거운 죽이 들어가면 코에서 많은 콧물이 나올 것이다.

막힌 코를 뚫어주거나 코를 풀어 주고, 호흡을 깊게 하게 되는 것은 생활 환경과 관련해 빨리 벗어나야 하는 상황을 암시하는 것이다. 어려운 상황이 바로 코를 통해서 인식되는 것이다.

비강염이 생기면 자신의 생활 환경에서 오랫동안 만족스럽게 느끼지 못하고 있는 무엇이 있는지 찾아봐야 한다.

혹시 자신의 욕구를 채워주지 못하는, 전적으로 신뢰할 수 없는 타협 상황에 처해 있지는 않은가?

자유롭게 움직일 수 있는 공간이 있고 충분한 공기를 마실 수 있는 환경에 있는가?

특별히 비위에 거슬리는 냄새는 무엇인가? 지금까지 억지로 참아내야만 했고, 또 앞으로도 그렇게 참아야만 하는 것은 무엇인가?(상악동염이나 이빨을 가는 원인)

무드라를 이용한 질병 치료

비강에 좋은 무드라

마하시르스(Mahasirs) 무드라(82쪽 참조)는 비강염에도 좋은 효과를 낸다.

하루 적어도 10분 동안씩 여러 차례 마하시르스 무드라를 수행하는데, 여기에 크세파나(Ksepana) 무드라(117쪽 참조)나 프란 무드라(생명 무드라, 36쪽 참조)를 5분 정도 같이 해 주면 좋다.

시누지티스 무드라

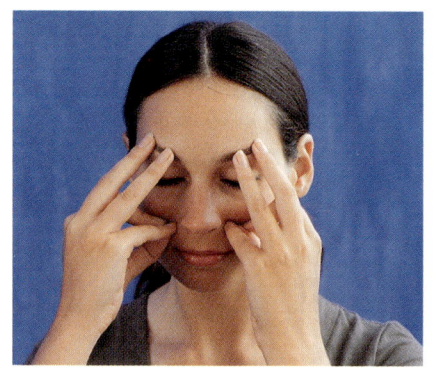

시누지티스(Sinusitis) 무드라는 비강을 뚫어 주는 효과가 있다.

분비물이 비강과 코를 통해 쉽게 흘러나오게 하기 위해서는 우주 에너지 요소 중 물과 공기 요소를 강하게 해 주어야 한다. 이를 위해 시누지티스(Sinusitus) 무드라가 만들어졌다. 이제 시누지티스 무드라를 수행해 보도록 한다.

- 집게손가락과 새끼손가락 끝을 엄지손가락 끝에 맞대고 가볍게 눌러 준다.

시누지티스 무드라 변형

- 위의 손 자세를 유지하면서 가운뎃손가락과 약손가락을 눈썹 가운데에 놓고, 모아진 세 손가락 끝을 볼 위에 갖다 댄다. 이때 머리는 약간 아래로 숙여 분비물이 잘 흘러나오도록 만들어 준다.

이 자세를 통해 비강염 때문에 생기는 두통이 가라앉을 것이다.

스트레스

완전하게 긴장을 풀기 위해서는 일상생활의 일들을 떨쳐버리는 것이 중요하다. 하지만 대부분의 사람들에게는 바로 이 떨쳐내는 일이 쉽지 않다.

자신을 풀어헤치고 놓아버리는 방법을 배워야 한다. 아주 간단한 공놀이를 통해 이런 능력을 훈련할 수 있다.

떨쳐버리기 수행

- 손에 작은 공 하나를 쥔다.

- 공을 공중에 던져 다른 손으로 받으면서 "던진다.", "받는다."를 외쳐본다. 의식적으로 공이 떨어지도록 놔둔다. 그러면서 큰 소리로 "떨쳐버린다."라고 분명하게 외친다.

- 매일 10분 동안 수행한다. 수행이 끝나고 마지막에 몸을 힘껏 흔들어 준다.

긴장 풀기에 좋은 무드라

공을 이용한 떨쳐버리기 수행에 이어 떨쳐버리기 자세를 상징하는 크세파나 무드라를 수행한다.

크세파나 무드라

- 두 손의 집게손가락을 펴 맞대고 엄지손가락은 서로 겹치게 둔다. 나머지 손가락들은 서로 엇갈리게 해 깍지를 낀다. 그러면 두 손바닥 사이에는 빈 공간이 생기게 된다. 모은 두 손을 느슨하게 아래로 내린다.

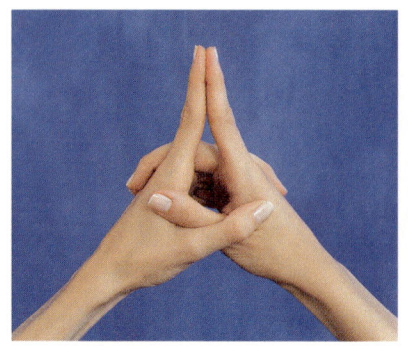 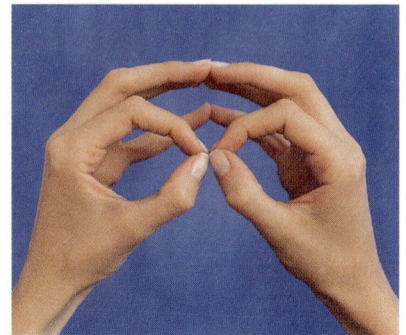

크세파나(Ksepana) 무드라(떨쳐내기 자세)는 긴장을 푸는 데 도움이 된다(그림 왼쪽). 긴장 완화를 통해 일상의 스트레스를 제어할 수 있다(그림 오른쪽).

- 10~15번 호흡을 하는데, 특히 숨을 내쉴 때에 힘을 가한다.
- 크세파나 무드라는 대장과 땀, 숨을 통한 배설을 활발하게 해 준다. 따라서 크세파나 무드라를 수행한 다음에는 몸에 신선한 공기와 에너지를 공급하는 것이 중요하다. 두 팔을 위로 뻗어 손바닥이 하늘을 향하게 하고 깊게 호흡을 하는데, 숨을 들이쉴 때 힘을 가한다.
- 이 두 자세를 번갈아 가면서 3번씩 수행한다.

알고 있었나요?

크세파나 무드라를 일정 시간 수행하고 나면 사용되지 않은 에너지가 빠져나가기 때문에 너무 오래 수행해서는 안 된다.

긴장 완화 무드라

- 자세를 편안하게 하고 눈을 감는다. 내면의 눈을 미간(제3의 눈자리)에 집중시킨다.
- 이 자세에서 두 손으로 엄지손가락과 집게손가락을 맞대어 원을 만들고, 나머지 손가락들을 서로 맞댄다. 엄지손가락과 집게손가락으

로 만든 두 원은 두 손가락이 이어지는 곳에서 서로 맞닿게 한다.

메스꺼움

메스꺼운 데에는 여러 가지 원인이 있다. 따라서 그 원인을 찾아내는 것이 무엇보다 중요하다.

눈에 이상이 있거나 안경이 안 맞을 때에도 평형감각에 장애가 생겨 메스꺼움이 일기도 한다.

귀울림이나 통증이 종종 뒤따르는 청각 손실이 진행되기 시작되어도 메스껍게 된다.

그 밖에도 목등 근육이 경직된 경우, 위가 손상된 경우, 감염성 질병이 찾아오는 경우, 또 종양이 생길 때에도 메스꺼운 증상이 나타나며, 임신을 했을 때에도 메스꺼워진다. 많은 사람들이 여행을 하면서 메스꺼움을 느끼기도 한다.

속이 메스꺼울 때 좋은 무드라

태양신 푸샨(Pushan)에게 봉헌하는 것이 푸샨 무드라(85쪽 참조)이다. 이 무드라는 신경체계의 균형을 잡아 주는 효과를 내며, 배설을 촉진하고 몸의 독소를 밖으로 내보낸다.

다음에 설명되는 변형 푸샨 무드라에서는 오른손이 골반의 에너지를 활성화시켜 주는 역할을 하며, 왼손은 에너지가 몸 위쪽으로 올라가게 해 준다.

이 변형 푸샨 무드라는 또한 뇌 활동을 활발하게 해 주는데, 이것은 과학적으로 이미 증명된 효과이다.

변형 푸산 무드라

- 오른손 엄지손가락을 약손가락과 새끼손가락 끝에 갖다 댄다. 이때 집게손가락과 가운뎃손가락은 편다.

- 왼손도 마찬가지로 가운뎃손가락과 약손가락의 끝을 엄지손가락 끝에 갖다 대고, 집게손가락과 가운뎃손가락은 편다(85쪽의 그림 참조).

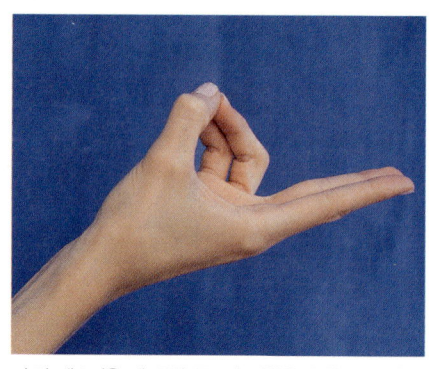

속이 메스꺼울 때 푸산 무드라 변형을 수행하면 도움이 된다.

건강 증진

운동 무드라를 수행한다고 하여 마술을 부리듯 쉽게 몸을 단련시킬 수는 없다. 하지만, 운동 무드라를 통해 건강이 놀라울 정도로 좋아진다는 것은 틀림없는 사실이다.

운동 무드라(오른쪽 상자 글 참조)는 긴장을 풀어주고 몸의 균형을 잡아 주며, 집중력과 학습능력(특히 공부를 하는 데 어려움을 느끼는 학생들에게)뿐 아니라 손놀림과 정신적 활동을 촉진시킨다.

알고 있었나요?

운동 무드라는 어린이들과 함께 손쉽게 수행할 수 있으며, 어린이들뿐만 아니라 어른에게도 많은 재미를 느끼게 해 준다.

그리고 운동 무드라는 이런 효과를 내기도 하지만 무엇보다 재미있게 수행할 수 있다.

또한 운동 무드라를 수행하면 뇌에서 새로운 신경세포 결합이 만들

> **운동 무드라**
>
> 운동 무드라를 수행할 때에는 숨을 들이쉴 때마다 엄지손가락을 다른 손가락 끝으로 옮겨가면서 동시에 작은 만트라를 외운다. 그리고 숨을 내쉬면서 다시 손가락을 편다.
>
> 차례 1
> - 엄지손가락과 집게손가락 끝 맞대기-만트라 "사-"
> - 엄지손가락과 가운뎃손가락 끝 맞대기-만트라 "타-"
> - 엄지손가락과 약손가락 끝 맞대기-만트라 "나-"
> - 엄지손가락과 새끼손가락 끝 맞대기-만트라 "마-"
>
> 차례 2
> 위의 차례대로 엄지손가락으로 다른 손가락 손톱을 눌러 준다. 만트라는 위에 쓰인 순서대로 외운다.
>
> 차례 3
> 손가락을 손바닥 가운데에 오도록 굽히고 엄지손가락으로 손가락 전체를 누른다. 만트라는 위 순서대로 외운다.

어지고 좌우 뇌의 조화로운 활동이 활발해진다.

나만의 무드라 만들기

나만의 무드라를 만들 때에는 무드라를 통해 자신이 얻고자 하는 효과가 무엇인지를 잘 알아야 하는 것이 제일 중요하다.

무드라를 수행하는 목적이 무엇인가? 이 목적을 달성하기 위해서는 어떤 요소가 강화되고 어떤 요소가 약화되어야 하는가? 손의 어떤 부위가 어떤 형태로 이용되어야 하는가?

- 이러한 점들을 모두 고려하여 손 자세를 선택했으면, 다음으로는 예전에 건강한 느낌을 가졌었을 때의 상황을 기억해 보도록 한다.

- 그때의 느낌이 뚜렷해지도록 시간을 충분히 갖고 기억해 낸다. 느낌이 뚜렷해졌으면 선택한 손 자세를 취하고 이 자세를 이전의 느낌이 천천히 사라질 때까지 유지한다.

> **알고 있었나요?**
>
> 급성 질환이 있는 경우 처음 며칠 동안은 무드라 수행을 매일 3번씩 하는 것이 중요하다. 그리고 인내심을 갖고 수행해야 한다. 자신의 몸이 바로 그 질병을 통해 무엇인가를 말하고 싶어 한다고 생각해 본다.

- 손 자세를 풀고 잠깐 휴식을 취한 다음 이전의 과정을 3~4번 반복한다. 이렇게 하면 몸이 새 무드라와 예전에 가졌었던 느낌을 결합시킬 수 있다. 무드라를 수행하면서 주의할 것은 원하던 그 느낌이 만들어질 수 있는 환경을 준비해야 한다는 점이다.

- 좋은 느낌이 만들어질 수 있도록 긍정적인 말을 되새긴다. 예를 들어 두통이 있을 때에는, "내 생각은 자유롭고 맑다. 문제를 해결할 방법을 쉽게 찾을 수 있다."라고 말해 본다.

- 수행을 하면서 참지 못하고 수행을 빨리 중단하거나 부분적으로만 수행하면 만성적인 질환의 경우 효과를 볼 수 없다. 이 무드라 수행은 인내심과 끈기를 갖고 해야 한다.

어린이 무드라

모든 어린이들이 손으로 하는 놀이에서 재미를 느낀다. 따라서 어린이들에게는 무드라를 놀이처럼 아주 쉽게 가르칠 수 있다.

짤막한 이야기를 해 주면서 무드라의 효과를 이야기해 줄 수도 있는데, 만약 아이가 우주비행사가 되고 싶어 하면 무드라를 통해 병을 치료하는 사람들이 살고 있는 먼 행성에 대해 이야기해 본다.

> **알고 있었나요?**
>
> 아침에 시간 여유가 있다면 일련의 무드라 수행과 더불어 앉은 자세로 몸통 굽히기(86쪽 참조)를 하고, 이어서 '초' 자세(63쪽 참조)와 '쟁기' 자세(93쪽 참조)를 수행한다. 그리고 말린 나뭇잎 자세(비라사나 변형, 50쪽 참조)로 마무리를 짓는다.

또는 숲 속 빈터의 늙은 나무 안에 살면서 무드라를 이용해 숲을 치료해 주는 숲의 요정에 대해 이야기해 줄 수도 있을 것이다.

아이들은 상상의 나래를 펼치기를 무척 좋아하기 때문에 이런 종류의 이야기에 아주 민감하게 반응한다.

아이가 너무 어려 무드라 자세를 취하지 못할 경우에는 침착하지 못한 성격을 위해, 혹은 배에 가스가 차거나 막 이가 나려고 하는 데 좋은 무드라 자세를 만들 수 있도록 도와준다.

아이를 한 팔로 안고 아이의 손을 자신의 손에 살며시 맞댄다. 놀이를 하듯 아이의 손으로 무드라 자세를 만들어 준다. 아이가 편하게 느끼는 동안 계속 그 자세를 취하게 한다.

일상생활에서의 무드라 프로그램

몇 가지 무드라를 연결시켜 놓은 프로그램으로 하루를 시작해 보도록 한다. 아침에 시간 여유가 있는 만큼 요가 내용을 확장시켜 수행할 수 있다.

아우라 빛내기

- 다리를 허리 넓이로 벌려 몸에서 힘을 빼고 편안하게 선다. 몸을 굽혀 손바닥으로 발목뼈의 안쪽으로부터 시작하여 다리 안쪽을 따라 올라가다가 몸통에서는 앞부분을 따라 턱까지 쓸어 올라간다. 그런 다음 턱 가운데(KG 24)를 잠깐 눌러 준다.
- 이젠 꼬리뼈로부터 시작하여 손이 닿는 등의 위치까지 위로 쓸어준 다음, 다시 손을 머리 위로 들어 등 위쪽 나머지 부분도 위로 쓸어 준다. 등을 지나온 손으로 정수리를 거쳐 얼굴, 그리고 윗입술까지 쓸어 내려와서 윗입술 중간 부분(KG 27)을 눌러 준다.
- 다음으로는 겨드랑이에서 시작하여 팔 안쪽을 따라 내려오면서 손바닥까지 쓸어내리고 손가락 끝을 거쳐 손등과 팔 바깥쪽을 따라 어깨까지 다시 쓸어 올라간다. 귓불을 잠깐 강하게 눌러 준다. 다른 손으로 같은 과정을 반복한다.
- 맨 마지막에는 겨드랑이에서 시작하여 몸통 옆구리를 아래로 쓸어 내리는데, 이때 크게 '후' 소리를 내며 숨을 내쉰다. 전체 과정을 3번 반복한다.

- 먼저 자신의 아우라를 빛낸다(위의 상자 글 참조).

- 허리 넓이로 다리를 벌리고 서서 기도자세로 손을 모으는데, 가슴 중간 높이로 손을 들어올린다.

- 천천히 손을 들어 머리 위까지 올린다.

- 힘차게 손을 높이 올리면서 마치 해를 잡을 듯 두 팔을 활짝 벌린다. 동시에 "좋은 아침."이라고 외친다.

- 다시 두 손을 가슴 앞으로 모으고 몸을 앞으로 굽힌다. 두 팔을 늘어뜨린 다음 손을 바닥에 댄다. 천천히 무릎 꿇은 자세를 취한다.

- 기안 무드라 자세(38쪽 참조)를 취하면서 손을 느슨하게 허벅다리 위에 놓는다. 눈을 감고 10번 깊게 호흡한다.

- 다시 프란 무드라(36쪽 참조) 자세로 돌아가서 역시 10번 길게 호흡한다.

- 다음에는 자기가 원하는 무드라를 하나 골라 그 자세로 역시 10번 길게 호흡한다(예를 들어, 면역체계를 강화시켜주는 무드라를 골라 본다).

- 운동 무드라(121쪽 참조)로 무드라 프로그램을 마무리짓는다.

몸 속을 정화시키는 요가
다우티

몸 속을 깨끗이 하는 것은
정신을 깨끗이 하는 것만큼이나 중요하다.

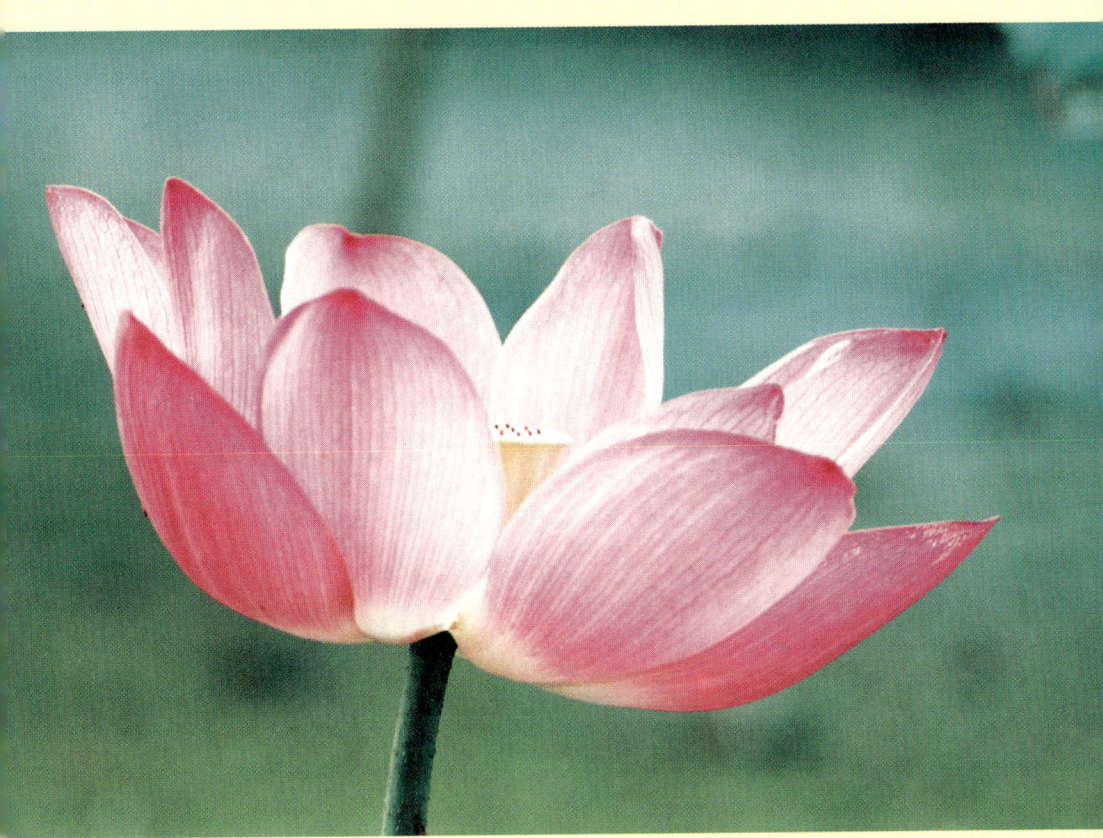

규칙적으로 몸 속을 깨끗하게 해 줌으로써 모든 몸기관이 활발히 활동할 수 있게 되고, 여러 질병을 막을 수 있다. 특히 만성 비강 감염이나 변비, 기관지 질환, 알레르기를 앓고 있는 사람은 특히 이 몸 정화에 신경을 써야 한다.

기도 정화

잘네티(Jalneti) : 코 세척

코를 세척하면 기도로부터 먼지나 꽃가루, 딱딱하게 굳은 이물질, 점액 등을 제거할 수 있다. 또한 감기도 예방할 수 있으며 알레르기성 비염을 줄일 수도 있다. 코 세척을 위해서 네티 전용 주전자를 이용하는 것이 좋은데 일반 찻주전자를 대신 이용해도 괜찮다.

코 세척하기

- 1컵의 물에 1/2 찻숟가락의 요오드 소금이나 바닷소금을 푼다. 소금이 녹으면 이 물을 찻주전자에 붓는다.

- 어느 콧구멍으로 숨을 더 편하게 쉴 수 있는지 확인한 후, 조심스럽게 이 콧구멍에 찻주전자의 주둥이를 갖다 댄다.
  이때 머리를 살짝 숙이고 옆으로 젖혀 주어 물이 저절로 다른 콧구멍으로 흘러나올 수 있도록 해 준다.

- 입을 이용해 조용하고 규칙적으로 호흡한다.

- 콧물을 조심스럽게 닦아낸 뒤 지금까지의 과정을 다른 콧구멍에 반복한다.

- 머리가 완전히 숙여질 때까지 몸을 앞으로 굽혀 주면서 코 안을 건조시킨다. 이 자세를 약 30초 동안 유지하면서 남아 있는 물이 코로 흘러나오게 한다. 이 자세에서 힘있게 몇 번 숨을 들이쉬고 내쉰다.

- 몸을 일으킨 다음 엄지손가락으로 한 콧구멍을 막고 다른 열린 콧구멍으로 빠르고 세차게 숨을 쉰다.

- 호흡을 할 때 날숨에 힘을 준다. 콧구멍을 바꾸어 똑같은 과정을 반복한다. 이렇게 하면 코에 물기가 전혀 남아 있지 않게 될 것이다.

> **알고 있었나요?**
>
> 매일 아침 잘네티(Jalneti)를 하는데, 감기에 걸렸을 때에는 더욱 자주 해 준다. 물에 카밀레 추출물이나 유청(乳淸), 오줌을 섞어 코 세척에 이용할 수 있다. 처음 코 세척을 할 때에는 코가 따끔따끔해지기도 하는데, 이것은 점막이 물과 접촉하는 것에 익숙하지 않기 때문에 일어나는 현상이며, 규칙적으로 코 세척을 하면 사라진다. 만성적으로 코를 흘리는 사람의 경우에는 전문가의 지도를 받아 코 세척을 하도록 해야 한다.

카팔라 바티(Kapala Bati) : 점액 제거

물이 코 안의 모든 곳에 닿지 않기 때문에 공기를 함께 이용하여 코를 세척한다. 이것은 강한 공기를 기도로 불어넣어 줌으로써 코 안의 점액을 녹여 밖으로 흘러나오게 하는 방법이다.

이 코 세척을 하면 뇌에서의 혈액 순환이 활발해지고, 얼굴 피부가 깨끗해지며, 혈액 순환 장애로 생기는 두통이나 어지럼증 또한 사라지고 기도가 아주 깨끗해진다.

점액 제거하기

- 똑바로 서서 잠깐 눈을 감고 온 몸의 긴장을 푼다. 몸을 흔들어 주

> **알고 있었나요?**
>
> 카팔라 바티(Kapala Bati)를 이용해 가능한 한 자주 코의 점액을 제거해 주는 것이 좋다. 하지만 1주일에 최소 1번은 해 주어야 하며, 하루 2번 이상은 하지 않는다. 카팔라 바티는 최장 20~34초 동안 해야 하며, 그보다 더 오래 하면 오히려 건강에 해롭다. 밖으로 흘러나오는 점액을 닦아낼 휴지를 준비해 두도록 한다.

면 근육이 이완되어 긴장을 쉽게 풀 수 있다.

● 다시 몸을 고요하게 하면서 눈을 뜬다. 두 콧구멍을 이용해 가능한 한 빨리, 그리고 쉼 없이 숨을 들이쉬고 내쉰다.

숨을 쉬는 동안 공기가 기도의 윗부분에 머물게 하기 위해서 가슴을 움직이지 않고 고요하게 유지한다.

지와 쇼다(Jihwa Shodha) : 혀 세척

칫솔질만으로는 입 안의 박테리아를 모두 제거할 수 없다. 특히 혀뿌리에 불순물이나 점액의 일부가 쌓여 있기 때문에 구취가 생기기도 한다. 아침에 이를 닦고 나서 혀 솔이나 칫솔을 이용해 혀뿌리를 닦아 준다. 이렇게 해 주면 미각신경 또한 자극할 수 있고, 여러 가지 맛의 종류를 예민하게 구분할 수 있다.

담배를 피우는 사람은 혀 세척을 반드시 해야 한다. 이와 같이 입안을 철저히 깨끗하게 씻어 줌으로써 여러 가지 감염을 예방할 수 있으며, 이와 잇몸이 건강해지고, 인후를 통해 박테리아가 코에까지 이르는 것을 막을 수 있다.

혀 세척법인 지와 쇼다는 위가 빈 아침에만 하도록 한다.

> **알고 있었나요?**
>
> 많은 채소, 적당한 양의 탄수화물, 하루 5번의 식사, 충분한 운동과 수면, 그리고 긴장 완화, 이 다섯 가지 황금규칙을 명심하는 사람은 건강을 유지하는 데 문제가 없을 것이다.

혀 세척하기

- 이를 구석구석 깨끗이 닦은 후 물로 입 안을 청소한다.

- 혀 칫솔이나 일반 칫솔을 이용하여 혀에 낀 물질(설태)을 뒤에서 앞으로 닦아낸다. 가능한 한 입 안 뒤쪽 멀리까지 칫솔을 넣어 닦는다. 처음에는 구역질이 날 수도 있지만 점차 익숙해지면서 이 증상은 사라진다.

소화 기관 정화

클리스티어(Klistier) : 내부 정화

클리스티어를 이용하여 1년에 2번 대장 내부를 세척해 주도록 한다. 클리스티어를 하면 장벽에 붙어 있는 숙변도 밖으로 내보낼 수 있고, 피도 맑아지며, 변비가 사라지고 장 활동이 활발해진다. 또한 계속되는 더부룩한 현상이 없어지며, 장내 부패작용이 줄어든다.

클리스티어를 할 때에는 〈여행용 관장기〉라 불리는 고무호스가 달린 휴대용 용기를 이용하는데, 약국에서 구입할 수 있다. 이 고무호스는 그 끝이 뾰족하여 장 속으로 쉽게 넣을 수 있다.

장 세척하기

- 용기에 미지근한 소금물과 카밀레 차 혹은 삶은 카밀레를 넣고 물이 잘 흐르도록 바닥에서 약 1.5m 떨어진 높이에 용기를 매단다.

- 큰 목욕타월 혹은 깔개를 펴고 편안

알고 있었나요?

위궤양이나 장궤양이 있는 사람은 장 세척을 해서는 안 되며, 혈압이 높은 사람은 물에 소금을 타지 말고 장 세척을 해야 한다.

> **알고 있었나요?**
>
> 위나 장 세척은 만성 변비가 있거나 위산과다증이 있는 사람, 또는 어떤 종류이든지 소화에 문제가 있는 사람이 하면 좋다. 이 장 세척법은 장에 효과가 있을 뿐만 아니라 신장이나 방광 기능을 촉진시키고, 신장 결석이 생기는 것을 막아준다.

하게 누워 긴장을 푼다. 배를 이용해 깊게 호흡하면서 항문근육(괄약근)을 이용해 의식적으로 여러 번 긴장-이완 운동을 한다.

● 바셀린을 바른 고무호스 끝을 조심스럽게 장으로 밀어 넣고, 호스의 잠금장치를 열어 물이 장 안으로 흘러들어가게 한다. 조용하고 규칙적으로 호흡한다.

물이 모두 장 안으로 들어가면 '초' 자세(사르방가사나 Sarvangasana, 63쪽 참조)를 수행한다. 이 '초' 자세를 수행하면 물이 장의 더 깊숙한 곳으로 흘러들어 갈 수 있다. 다음에는 일어서서 이리 저리 걸어줌으로써 물이 장에 고루 퍼지며 세척할 수 있게 해 준다. 그리고 가능한 한 오랫동안 물을 장 안에 담고 있도록 한

피부 정화

- 비누나 샤워 젤은 우리 피부를 너무 건조하게 만든다. 오일 비누조차도 실제로는 오일이 너무 적게 들어 있어 세척 후 피부에 충분한 기름이 남아 있지 않으며 피부의 산성피막을 보호하지 못한다.
- 균질화된 우유를 낮은 불에서 응고될 때까지 끓인다. 여기에 아몬드 가루를 많이 넣고 하얀 크림이 만들어질 때까지 젓는다. 크림이 만들어지면 얼굴과 몸에 부드럽게 마사지를 하면서 고루 발라준다. 몇 분 동안 그 상태로 머무른 후에 미지근한 물로 씻어낸다. 팩을 손쉽고 빠르게 만들려면 크림에 아몬드 가루를 섞어 쓴다.
- 이 방법은 모든 유형의 피부에 이용할 수 있다.

다(몸이 경직되어 있으면 물이 들어가자마자 화장실에 가고 싶어진다. 그럴 때에는 화장실에 갔다 온 후 처음부터 다시 진행한다).

라구 샤나프락샬라나(Laghoo Shanhaprakshalana) : 간단한 위·장 세척

이 세척법은 이른 아침 위가 빈 상태에서 수행하며, 세척 후 최소한 30분이 지난 뒤에 음식을 먹도록 한다. 물이 잘 맞지 않는 사람은 차가운 차를 이용해도 좋다.

세척을 하고 맨 마지막에 소금물을 마시기 어려우면 무기질을 섭취하도록 한다.

위 – 장 세척하기

- 약한 농도의 소금물을 두 컵 마신다.

- 아래에 설명된 5가지 수행 과정을 적어도 8번 반복한다.

- 물을 2컵 마시고 아래 5가지 수행과정을 8번 반복한다. 다시 한번 물을 2컵 마시고, 8번 수행과정을 반복한다. 그리고 화장실에 가서 긴장을 풀고 약 1분간 기다리면서 배설한다. 아무 것도 나오지 않아도 상관없다.

- 물을 2컵 더 마시고 아래 수행을 반복한다. 다시 화장실에 간다. 처음에는 소변이 나오다가 나중에 대변이 나올 것인데, 이미 대변이 많이 묽어졌을 것이다.

- 방광이나 장에서 물만 나올 때까지 같은 과정을 계속 반복한다. 평균적으로 16~25리터의 물을 마셔야 그런 상태에 이른다.

1. 타다사나(Tadasana) – 하늘 향해 뻗기
- 똑바로 서서 다리를 벌린다.
- 두 팔을 머리 위로 높이 올리고, 손바닥은 아래를 향하게 한다. 손바닥을 바라보면서 마치 몸이 위로 끌려올라가듯 발뒤꿈치를 들어준다.
- 온 몸을 늘이며 쭉 펴 준다.

2. 티리아카 타다사나(Tyriaka Tadasana) – 바람에 흔들리는 나무
- 타다사나에서처럼 두 팔을 위로 올린다.
- 옆구리를 오른쪽으로 굽혔다 다시 왼쪽으로 굽힌다. 이것을 8번 반복한다. 그 다음에 몸을 바로 세운 다음 긴장을 푼다.

3. 카티 카크라사나 변형(Kati Chakrasana Variation) – 허리 돌리기
- 똑바로 서서 발을 허리 넓이만큼 벌려 주고, 두 팔을 양 옆으로 벌린다.
- 윗몸을 오른쪽으로 돌리면서 오른손을 왼쪽 어깨에 갖다 대고, 왼손은 몸통에 두른다.
- 몸을 부드럽게 움직이면서 왼쪽으로 같은 자세를 반복한다.

4. 티라카 부장가사나(Tiraka Bhujangasana) – 코브라 트위스트
- 엎드려서 긴장을 푼다.
- 천천히 머리와 어깨를 바닥으로부터 들어올린다. 팔이 완전히 펴지도록 높이 올려 들려진 몸을 지탱한다. 이때 발가락을 세운다.
- 발이 보이는 곳까지 천천히 윗몸을 돌린다. 이때 눈은 반대편 발뒤꿈치를 바라본다.

- 반대 방향으로 같은 과정을 반복한다.

5. 우다라카르샨 아사나(Udarakarshan Asana) - 배 마사지
- 쭈그리고 앉아 손바닥을 무릎 위에 올린다.
- 왼쪽 무릎을 오른발 앞 바닥에 내려 놓는다. 동시에 윗몸을 가능한 한 오른쪽 멀리까지 돌린다.
- 손은 계속 무릎 위에 올려놓은 채 눈은 오른쪽 어깨를 바라보면서 숨을 내쉰다.
- 숨을 들이쉬면서 처음 자세로 돌아온다.

> **알고 있었나요?**
>
> 위와 장 전체를 세척하는 데에는 2.5~3 시간이 걸린다. 너무 긴 시간이 걸리는 만큼 중간에 잠시 명상시간을 가져도 좋다. 대변보기가 아주 어려울 때에는 집게손가락에 오일을 발라 대장 부위를 마사지하여 줌으로써 장 활동을 촉진시킬 수 있다.

- 숨을 내쉬면서 반대 방향으로 같은 과정을 반복한다.

간단한 변형 배 마사지

쭈그려 앉지 못하는 사람의 경우에는 배 마사지만을 하도록 한다.

- 등을 바닥에 대고 누워 무릎을 배까지 끌어올린다.
- 두 손을 각 무릎에 대고 번갈아 가며 무릎을 배로 끌었다 놓았다 한다.
- 이것을 각 무릎을 이용해 8번 반복한다.

호흡은 생명력이다
프라나야마

무드라 요가에 호흡훈련을 규칙적으로 더불어 해 주면 좋다.
호흡훈련으로 경험하는 심오한 효과에 매우 놀랄 것이다.

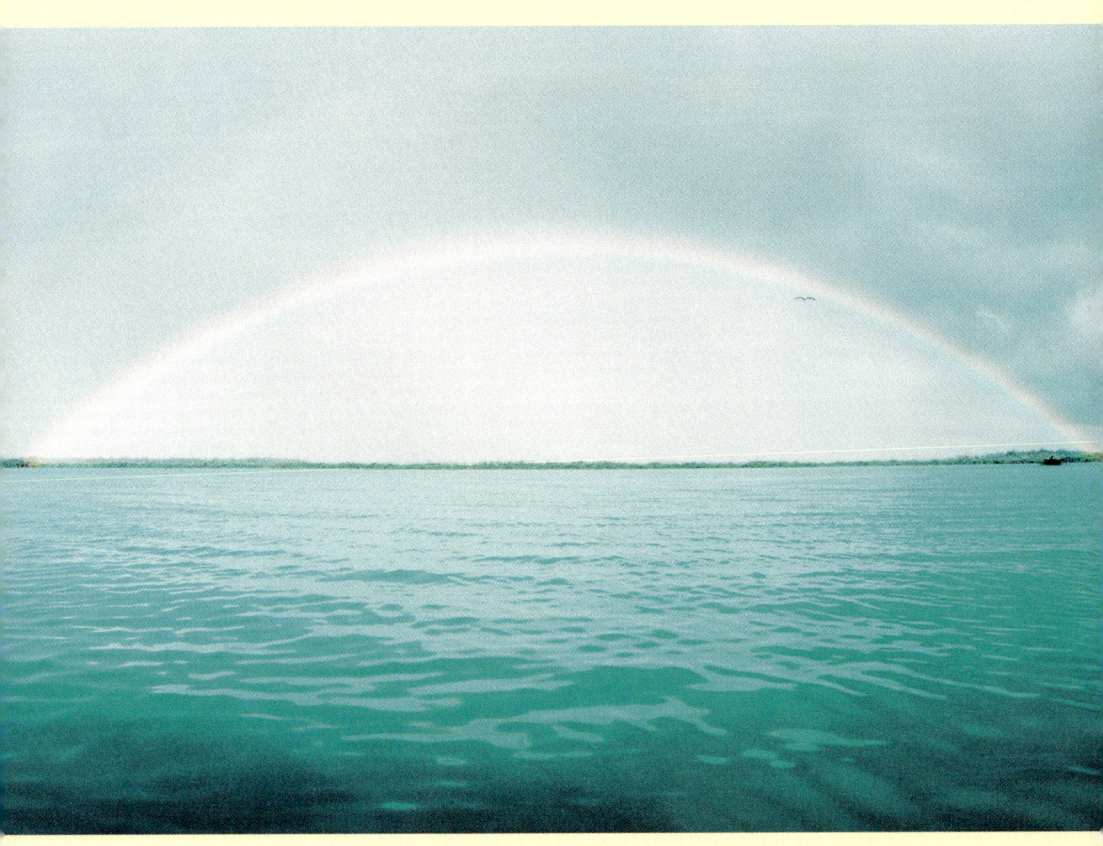

프라나야마는 호흡을 통해 생명력을 조절하는 훈련이다. 이 호흡훈련을 목적의식으로 하면 온 몸이 활기를 띠게 되고, 신경체계에 특히 좋은 효과가 나타난다.

변환호흡

변환호흡(수르야 베다나 프라나야마, Surya Bhedana Pranayama)은 신경체계를 안정시키고 수면장애를 없애주며 몸에서 긴장을 풀어주고 몸을 더욱 상쾌하게 해 준다.

또한 두통을 가라앉게 하고 피를 맑게 해 주며, 소화를 촉진하고 입맛을 돋게 해 주며, 우울증세와 두려움을 사라지게 한다.

> **알고 있었나요?**
>
> 변환호흡을 수행하면서 부드러운 호흡 리듬을 만드는 것이 어려울 때에는 너무 힘들어서 억지로 할 필요는 없다. 스스로 편안하게 느껴지는 방식대로 호흡훈련을 계속 해 준다. 시간이 지나면 호흡 리듬이 규칙적으로 될 것이며, 호흡을 멈추는 것도 쉽게 할 수 있을 것이다.

변환호흡 수행

- 명상하는 자세로 앉거나, 할 수 있다면 무릎을 꿇고 앉는다. 또는 의자에 등을 곧게 세우고 앉아도 좋다. 이때 발은 나란히 벌려 바닥에 닿도록 내려놓는다.
- 오른손을 올리고 새끼손가락으로 왼쪽 콧구멍을 막는다.
- 오른쪽 콧구멍으로 숨을 들이쉬면서 4까지 센다. 다음엔 2~4초 동안 숨을 멈춘다.
- 다음에는 오른손 엄지손가락으로 오른쪽 콧구멍을 막고 왼쪽 콧구멍에서 새끼손가락을 뗀 다음 왼쪽 콧구멍을 통해 4~8초 동안 숨

을 내쉰다.

- 4초 동안 왼쪽 콧구멍을 통해 숨을 들이쉰 뒤 2~4초 동안 숨을 멈춘다. 곧이어 오른쪽 콧구멍으로 4~8초 동안 숨을 내쉰다. 숨을 내쉬는 동안 다시 왼쪽 콧구멍을 새끼손가락으로 막는다.
- 수면장애가 있거나 불안감에 시달리는 경우 위 호흡을 10분 동안 적어도 5번 반복한다.
- 이 호흡훈련과 더불어 – 샥티 무드라(79쪽 참조)를 함께 수행한다.

냉호흡

냉호흡(시탈리 프라나야마, Sitali Pranayama)을 하면 몸에 신선함이 더해지고 열이 내려간다.

또한 피를 맑게 해 주고 호흡질환을 예방해 주며, 과도한 식욕을 덜어 주고 소화를 조절해 준다.

냉호흡 수행

- 변환호흡 때와 같은 자세로 앉는다.
- 혀를 입술 가까이에 내밀어 홈통 모양을 만든다. 이것이 하기 힘들면 입으로 '오' 소리를 내며 작게 벌리고 혀를 입술 가까이 내민다.

> **알고 있었나요?**
> 혀를 말아 홈통 모양으로 만드는 것이 누구에게나 쉬운 일은 아니다. 이 능력이 있고 없고는 유전적 요소의 차이에 있다.

- 소리가 나도록 숨을 들이쉰다. 5초 동안 숨을 멈춘 다음 코를 통해 숨을 내쉰다. 이 호흡을 5번 수행한다.
- 냉호흡과 더불어 아판 무드라(60쪽 참조)를 수행한다.

심호흡

심호흡(사마 오르티 프라나야마, Sama Ortti Pranayama)은 저항력을 강화시키고 피를 맑게 해 주며, 폐와 횡경막을 강하게 만들어 준다. 또한 신경체계를 안정시키고, 무기력이나 우울증에 효과가 있으며 온 몸의 기관을 활성화시켜 주는데, 특히 프리티비 무드라(71쪽 참조)와 함께 수행하면 그 효과가 커진다.

심호흡 수행

- 앞서 말한 호흡 훈련의 자세로 앉는데(138쪽 참조), 자세를 바로 세워 가슴 부위가 넓게 펴지고 곧추세워지도록 한다. 이런 자세로 앉으면 숨쉬기가 훨씬 쉽다.

- 코를 통해 숨을 아주 천천히 들이쉰다. 숨을 5초간 들이쉬는데, 폐의 아랫부분이 공기로 꽉 채워지는 느낌이 들도록 들이쉰다. 그러면서 가슴과 배 부위를 활짝 연다.

- 다음에는 폐의 윗부분이 꽉 차는 느낌이 들도록 집중한다. 이때 가슴과 배 부분을 뻣뻣해 지도록 확장시킨다.

- 이 자세로 5초 동안 숨을 멈춘다. 그런 다음 숨을 천천히 그리고 완전하게 내 쉰다. 이 수행을 4~5번 한다.

불호흡

불호흡(아그니사르, Agnisar)은 배에 찬 가스를 없애 주고, 변비를 막아 주며 간 기능 저하 증세를 없애 주고 모든 하체 기관을 강하게 만들어 준다.

불호흡은 최소한 식후 4시간 후에 수행하도록 한다.

불호흡 수행

- 무릎을 꿇고 앉는다.

- 두 무릎을 최대한 벌리면서 동시에 두 발의 발가락은 가능한 한 가깝게 마주 댄다.

- 두 손을 무릎 위에 올리고 팔을 편다.

- 몸을 약간 앞으로 굽히고 입을 벌려 혀를 최대한 밖으로 내민다. 입으로 빠르게 호흡하면서 동시에 하체를 쭉 폈다 오므렸다 한다.

    이때 호흡의 리듬에 맞추어 배 근육이 움직이게 한다.

- 이 자세로 숨을 25번 내쉬고 들이쉰다.

> *알고 있었나요?*
> 고혈압이나 심장에 문제가 있는 사람, 또 위궤양이나 십이지장 궤양이 있는 사람은 불호흡을 해서는 안 된다.

무드라의 종류와 효과

무드라	해당 신체 기관	효과 영역
가네샤 무드라 (심장 카크라에 해당)	심장, 기관지	생명에너지 강화, 확대, 촉진
기안 무드라	정신	긴장 완화, 기분 고조
긴장 완화 무드라	정신	긴장 완화
등 무드라	척추	등의 통증, 긴장 완화
디아니 무드라	자율 신경 체계	긴장 완화
루드라 무드라	위, 비장, 췌장	기능 강화
링가 무드라(곧은 자세)	부비강, 기관지	기도 감염, 감기 시 점막 분해
부디(수분) 무드라	신장, 방광	수분 조절
브라마라(벌) 무드라	면역 체계	면역 강화
무쉬티 무드라	소화기관, 간	공격성 해소
마카라 무드라	신장	해독, 에너지 활성화
마하 사크랄 무드라 (대(大) 골반 무드라)	배, 담낭	치질통, 월경통 완화
마하시르스 무드라	전두동, 상악동	염증 예방
무쿨라 무드라	담낭, 폐, 간	에너지 부족 시 활성화
바루나 무드라(물 무드라)	기관지	가래 해소
바유 무드라(바람 무드라)	장	복부 가스, 복부 긴장감
바즈라 무드라	순환계	혈압 조절
샥티 무드라	호흡 기관	진정 효과, 수면 장애 시
샹크 무드라(조개 무드라)	목, 후두	목 질환
수라비 무드라	관절	관절 질환
슈냐 무드라(하늘 무드라)	귀	청각 촉진

무드라	해당 신체 기관	효과 영역
아판 무드라	담낭, 간	해당 기관의 해독 작용
아판 바유 무드라 ("생명구조자")	심장	급성 심장발작
아트만잘리 무드라	신경체계	진정효과, 내면의 조화와 평형감 형성
우샤스 무드라 (제2카크라 해당)	정신	에너지, 원기 부족할 때
즈나나 무드라	순환계	혈압 조절
쩨 무드라	정신	우울증, 긴장 완화
췬 무드라	순환계	혈압 조절
칼레스바라 무드라	뇌	정신 확장, 진정 효과
크세파나 무드라	전두동, 상악동, 배설기관	해독 작용
푸샨 무드라	위, 장	메스꺼움, 더부룩함, 복부 가스
프란 무드라 (기본 카크라인 뿌리중심에 해당)	머리	감기, 피로, 신경예민
프리티비 무드라 (땅 무드라)	피부, 털, 손톱, 근, 인대	기능 강화 효과(예: 피부불순)
하키니 무드라 (이마 카크라에 해당)	머리, 폐	긴장 완화, 이완, 깊은 호흡
호흡 무드라	폐	기관지 천식 및 기관지 질환

관련 자료

〈문헌〉

- 뤼디거 달케(Dahlke, Rüdger) : 영혼의 언어로서의 질병(Krankheit als Sprache der Seele), 골드만 출판, 뮌헨 1997년
- 뤼디거 달케(Dahlke, Rüdger)/토르발트 데틀레프젠(Dethlefsen, Thorwald) : 건강을 지켜주는 질병(Krankheit als Weg), 골드만 출판, 뮌헨 2000년
- 칼라샤트라 고빈다(Govinda, Kalashatra) : 카크라 지도, 쥐드베스트 출판, 제7판, 뮌헨 2002년
- 칼라샤트라 고빈다(Govinda, Kalashatra) : 카크라 수행법, 쥐드베스트 출판, 뮌헨 2002년
- Dr. 이자 그뤼버(Grüber, Isa) : 키네시올로지(신체운동학)-몸과 영혼의 에너지, 쥐드베스트 출판, 제3판, 뮌헨 2002년
- 게르트루드 히르쉬(Hirschi, Gertrud) : 무드라-손가락 요가, 헤르만 바우어 출판, 제17판, 프라이부르그 i.Br. 2002년
- 게르트루드 히르쉬(Hirschi, Gertrud) : 신무드라-손 요가를 통한 건강과 삶의 기쁨, 그리고 성공, 헤르만 바우어 출판, 프라이부르그 i.Br. 2002년
- 도리스 이딩(Iding, Doris) : 의식하며 호흡하기, 쥐드베스트 출판, 제2판, 뮌헨 2000년
- 엘리자베스 랑에(Lange, Elisabeth) : 건강한 장을 위하여, 쥐드베스트 출판, 뮌헨 2002년
- 사브리나 메스코(Mesko, Sabrina) : 무드라의 치료 능력, 골드만 출판, 뮌헨 2001년
- 잉그리드 람 본비트(Ramm-Bonwitt, Ingird) : 무드라-요가의 비법, 헤르만 바우어 출판, 프라이부르그 i.Br. 1998년

- 이졸데 리히터(Richter, Isolde) : 민간요법 교과서-의학 & 법학 자료, 우르반 & 피셔 출판, 뮌헨 2000년
- 안나 엘리자베스 뢰커(Röcker, Anna Elisabeth) : 생활의 기쁨과 여유를 위한 요가 수행, 코르모란 출판, 뮌헨 2001년
- 마르티나 자이펜(Seifen, Martina) : 스웨덴 약초, 에콘 문고, 뮌헨 1998년
- 헨리 G. 티체(Tietze, Henry G.) : 신체 언어 해독, 드뢰머 크나우르 출판, 뮌헨 1993년
- 카렌 쩨브로프(Zebroff, Kareen) : 매일 하는 요가 수행, 피셔 문고, 프랑크푸르트 M. 1994년

〈주소〉
- 류머티스 치료제 시엠오(CMO), 헬스 퍼블리케이션(Health Publications Ltd.), Heidenkampsweg 45, 20097 Hamburg
- 심리신체운동학(Psychokinesiologie) 교육 및 정보, 클링하르트 주식회사 부설 신경생물학연구소, Waldäckerstraβe 27, 70435 Stuttgart
- 산소수, 크리스털클라, Moorweg 21, 24640 Schmalfeld
- 빛의 섭취, 코아 출판 정보사, Almstraβe 4, 84424 Burgrain

글쓴이

안드레아 크리스티안젠(Andrea Christiansen)은 민간요법 치료사이며 레이키(Reiki, 靈氣)* 전문가로 함부르크에서 선원을 직접 운영하고 있으며, NLP** 분야와 바흐 꽃잎치료***, 최면, 심리신체운동학(Psychokinesiologie), 귀침 분야에서 다양하게 공부를 하였다.

안드레아 크리스티안젠에 대해 더 많은 것을 알고 싶은 분들은 그의 홈페이지(www.andrea-christiansen.de)를 방문해 보기 바란다.

* 레이키 : 약 2500년 전부터 고대 일본에서 행해지던 치료술로서, 몸에 손을 얹어 우주에 있는 생명의 기를 불어넣음으로써 몸과 정신, 영혼을 치료하고 되살리는 효과를 나타낸다고 한다.(옮긴이 주)

** NLP(Neuro-Linguistic Programming) : 정신요법과 영상법을 복합시킨 일종의 심신기법. 번역하면 '신경-언어학 프로그램' 이다. 이것은 무슨 약이나 기계를 사용하는 게 아니라, '생각' 과 '행태' 와 '프로그램' 이라는 세 가지 '개념' 이 동원된 치료법이다.

N(Neuro-)은 뇌, 생각, 사고방식 등을 다 포함하며, L(Linguistic)은 언어적, 비언어적 영상을 다 포괄한다. 따라서 생각은 행동에 영향을 끼치고, 행동은 생각에 영향을 끼친다는 상관관계를 이용해 생각과 언행을 프로그래밍함으로써 심신을 원하는 방향으로 이끌어 가는 치료법이 곧 NLP요법이다.

NLP요법은 환자의 정서적·신체적 문제를 바라보는 환자 자신의 시각을 바꾸는 데 목적이 있다. 즉, 환자의 사고나 심적 연상을 새롭게 디자인하고, 언어 사용, 행동 교정, 영상법 등을 이용해 부정적 인식을 긍정적 인식으로 바꾸어 놓는다.

NLP요법은 1970년대 초반 미국 캘리포니아 대학의 언어학 교수인 존 그라인더와 당시 심리학과 학생이었던 리처드 밴들러가 창시, 전 세계적으로 급속히 보급·확산되고 있다. 알레르기 질환, 관절염, 편두통, 공포증, 파킨슨병, 암, 에이즈 등이 이 방법으로 효과를 보거나 증상이 완화되는 것으로 알려져 있다. 침술, 한약, 동종요법, 식이요법을 병행하면 더 좋은 임상효과가 나타날 수 있다.(옮긴이 주)

***바흐 꽃잎 치료(Bach-Bluten-Therapie) : 일종의 정신교육학적(Psychology) 치료 방식으로 야생 들꽃의 꽃이나 줄기, 잎 등을 골라 자연수(광천수)에 넣어 끓인 다음 알코올을 더 부어 끓이고 나서 물로 희석한다. 이때 환자와 환자의 질병 특성에 따라 혼합 조절한다. (옮긴이 주)

■ 찾아보기

가네샤(Ganesha) 무드라 … 73
공격성 … 32
기안(Gyan, 기안) 무드라 … 38
긴장 완화 무드라 … 118
냉호흡 … 139
등 무드라 … 107
디아니(Dhyani) 무드라(침잠하는 모습) … 94
떨쳐버리기 수행 … 117
라구 샤나프락샬라나(Laghoo Shanha-prakshalana) : 간단한 위-장 세척 … 133
루드라(Rudra, 땅) 무드라 … 90
링가(Linga, 바로 선 자세) 무드라 … 52
마챠사나((Matsyasana, 물고기) 무드라 … 42
마카라(Makara) 무드라 … 98
마하 사크랄(Maha-Sakral, 대골반) 무드라 … 55
마하시르스(Mahasirs) 무드라 … 82
메리디안(Meridiane) … 12
목등 경직 풀기 … 111
무드라 … 6
무쉬티(Mushti) 무드라 … 34
무쿨라(Mukula, 새 주둥이 모습) 무드라 … 64
물 무드라 … 60
바루나(Varuna, 물) 무드라 … 52

바움(Baum, 나무) 요가 … 113
바유(Vayu, 바람) 무드라 … 45
바즈라(Vajra, 번개) 무드라 … 49
배(背) 명상 … 114
변형 푸샨(Pushan) 무드라 … 119
변환호흡 … 138
부디(Budhi, 물) 무드라 … 47
불호흡 … 140
브라마라(Bhramara, 벌) 무드라 … 77
비라사나(Virasana, 말린 나뭇잎 모습) 변형 … 50
빛 명상 … 55
사르방가사나(Sarvangasana, 초 자세) … 63, 132
샥티(Shakti) 무드라 … 79, 110
샹크(Shankh, 고둥) 무드라 … 110
수라비(Surabhi, 소) 무드라 … 40
수카사나(Sukhasana) 자세 … 25
슈냐(Shunya) 무드라 … 100
시누지티스(Sinusitus) 무드라 … 116
심호흡 … 140
아사나, Asana … 9
아우라 빛내기 … 124
아유르베다(Ayurveda) … 11
아트만잘리(Atmanjali) 무드라 78

아판 바유(Apan-Vayu) 무드라 … 74
아판(Apan, 에너지) 무드라 … 60
앉은 자세로 몸통 굽히기 … 86
우샤스(Ushas) 무드라 … 35
운동 무드라 … 120
잘네티(Jalneti) : 코 세척 … 128
즈나나(Jnana) 요가 … 38
지와 쇼다(Jihwa Schodha) : 혀 세척 … 130
쩨(Tse) 무드라 … 57
차크라 … 13
췬(Chin, 지혜) 무드라 … 38
카르타리(Kartari) 무드라 … 21
카팔라 바티(Kapala Bati) : 점액 제거 … 129

칼레스바라(Kalesvara) 무드라 … 81
크세파나(Ksepana, 떨쳐내기 자세) 무드라 … 117
클리스티어(Klistier) : 내부 정화 … 131
태양 호흡 … 68
트라타카(Trataka) … 83
푸샨(Pushan) 무드라 … 85
프라나(Prana) … 8
프라나야마(호흡) … 9
프란(Pran) 무드라 … 36
프리티비(Prithivi, 땅) 무드라 … 70, 113
하키니(Hakini) 무드라 … 44
할라사나(쟁기) 요가 … 93
호흡 무드라 … 41

Mudra, Finger-Yoga für mehr Wohlbefinden und Lebensfreude
by Andrea Christiansen
Copyright ⓒ Ullstein Heyne List GmbH & Co. KG
Published by 2002 by Ludwig Verlag, München
All rights reserved

Korean translation edition ⓒ 2003 by Yesin Publishing Co.
Published by arrangement with Ullstein Heyne List GmbH & Co. KG
Through InterCulture Korea Co., Ltd-INK Agency, Seoul

이 책의 한국어 판 저작권은 (주)인터컬처 코리아-잉크 에이전시를 통해
Ullstein Heyne List GmbH & Co. KG와 독점 계약한 도서출판 예신에 있습니다.
저작권법에 의해 한국 내에서 보호를 받는 저작물이므로 무단 전재와 무단 복제를 금합니다.

손가락 요가

2004년 1월 15일 1판1쇄
2008년 4월 15일 1판2쇄

지은이 : 안드레아 크리스티안젠
감　수 : 정 강 주
옮긴이 : 문 은 숙
펴낸이 : 남 상 호

펴낸곳 : 도서출판 **예신**
140-896 서울시 용산구 효창동 5-104
대표전화 : 704-4233 / 팩스 : 715-3536
출판등록 : 제03-01365호 (2002. 4. 18)

값 **12,000원**

홈페이지 : www.yesin.co.kr
ISBN : 978-89-5649-014-4